猴面包树

ALBERT MOUKHEIBER

VOTRE CERVEAU VOUS JOUE DES TOURS

# 捉弄人的大脑

[法] 阿尔贝尔·穆海贝尔 著　孙庆昕 译

电子工业出版社
Publishing House of Electronics Industry
北京·BEIJING

# 前言

我们的感知是片面的,我们的注意力是有限的,我们的记忆是不可靠的。然而,我们都有一个严密的"世界观"。这要归功于我们的大脑,它通过设置各种机制技巧,使我们能够理解并分享这复杂多元的世界。

大脑是知识的家园,它以推测的方式进行工作。由此可见,我们对事物和世界的认识始终是相对的。大脑为每件事创建心理模型:友谊、爱情、工作理念、政治观点……通常在我们不知情的情况下,大脑会给我们讲故事,以助我们更好地理解世界。此外,大脑可以重建童年记忆。它指引我们为潜在的危险做好准备,这样一旦危险真的发生,我们就可以保全自己。大脑会让我们认为面前的一摊蜡是一根融化的蜡烛……视觉错觉或魔术技巧可以轻易地欺骗我们,使我们掉入虚假信息或认知错觉的陷阱。在通往大脑中枢的旅程中,我们将研究这个既神秘又非凡的器官的机制和运作方式,以发现它何时、为何以及如何欺骗我们。

# 提示

认知科学是一个相对较新却发展迅速的领域，尤其是当我们研究像人脑这样复杂的器官时，不可避免地会有一定程度的推测和错误。本书中，我们将遵循艾萨克·阿西莫夫（Isaac Asimov）的一个原则——虚假的相对性。与流行的看法相反，真理和谬误很少是绝对的，而是相对的。因此，我们将尽可能为您提供目前最可靠的理论模型，以便您更好地了解大脑，更好地理解自己。

# 目录

## 第一部分
## 人们如何看待世界

### 1
**我们真的是用眼睛看世界吗** /014
大脑在面对世界的模糊性时 /015
魔术教给了我们什么 /021
填补空白 /024

**大脑是如何给我们讲故事的** /026
当盲人认为他们看到了 /027
大脑、词曲作者和传话人 /028
重建记忆 /030
我们并不总是记得我们所做的选择,但我们为其辩护 /035

### 为什么我们经常处于推测状态 /038

推测，或者说在跨年夜叫出租车的艺术 /040

握手 /041

当直觉思维误导我们时 /042

直觉与反思：我们是否只有两种思考方式 /045

直觉的优点 /045

## 第二部分
## 我的大脑、他人的大脑和世界

### 压力，我们最好的敌人 /052

压力和焦虑，甚至战斗 /059

## 我们确定性的幻觉 /064

像侦探或律师一样思考 /065

"自我中心的泡沫"和虚假信息 /069

一种偏见可以掩盖另一种偏见 /072

## 认知失调 /074

通过认知失调来操纵他人 /079

将失调机制用于积极目的 /082

当我们被过度的严密性蒙蔽了双眼 /083

## 我所掌握的和我所逃避的 /088

控制点和责任感 /091

习得性无助 /093

控制的错觉 /098

## 知识错觉 /100

知识幻觉的社会和政治后果 /106

当错误的想法看起来像真的时 /109

简单化陷阱和"伪深度废话" /112

## 9

**语境的重要性** /118

默认选择 /122

轻推：当正确的决定在你耳边低语时 /125

社会环境的影响 /127

社会从众 /128

集体效应和（不）作为 /135

团结的纽带 /137

## 10

**提高思维灵活性的工具箱** /140

超越我们的自动思维 /141

衡量我们的知识范围 /144

使用这些工具来应对虚假信息 /148

当 Google 和 Facebook 对抗虚假信息时 /151

### 结论

**找到现实的共同基础** /154

### 附录

**致谢** /158　　**术语表** /162　　**参考资料** /170

# 第一部分

# 人们如何看待世界

# I

## 我们真的是用眼睛看世界吗

像所有经常旅行的人一样，
我看到的比我记忆中的要多，我记得的又比我看到的更多。

本杰明·迪斯雷利
Benjamin Disraeli
英国政治家

我们倾向于认为，用眼睛看世界和用耳朵听世界很正常，毕竟我们的感知首先来自于我们的感官。然而，归根结底，我们是用大脑来理解世界的。

五官和大脑协同工作，人类才能感知世界。事实上，我们的眼睛、耳朵、舌头和皮肤都是接收器，它们会把外界传给我们的信号（光学的，声学的，嗅觉的……）转化为电信号。这些电信号经过我们的大脑处理、过滤，让我们得以在精神上重建世界。

**大脑在面对世界的模糊性时**

让我们来分析一下每个人都有过的经历——视错觉。这个术语暗示欺骗我们的正是我们的眼睛，而我们的大脑往往是视错觉的受害者。

请看这张图片：

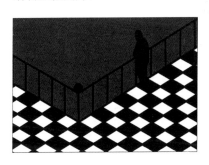

凭直觉你认为黑色人影是正面还是背面？他位于你的上方还是下方？你犹豫了。

现在请看下图（a），你可以清晰地看到图中的人是正面站立的，他斜靠在栏杆上，位于你的上方。现在你脑海中有了这张图，请回看原始图片。你将会根据图（a）展示给你的场景来解读它——黑色人影正俯瞰着你！

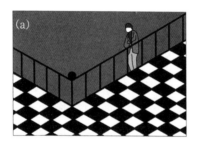

下面让我们来看图（b）。看几秒钟，然后回到原始图片，就像你对图（a）所做的那样。

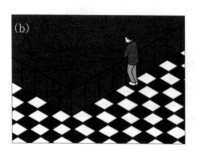

原始图片中的黑色人影现在是背面,位于你的下方。

现在把这三张图片排列在一起:

看看图(a),再看看图(b),你就可以随意改变对原始图片的看法。

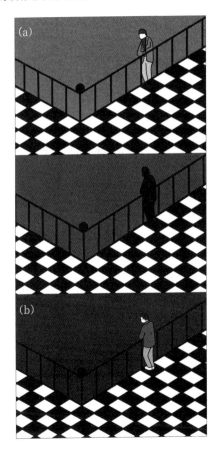

最后，你只关注原始图片，因为你知道这张图片有两个版本，所以能轻松地转换视角，人影可以是正面的，也可以是背面的，可以位于你的上方，也可以位于你的下方，你不再需要看图（a）和图（b）了。

让我们深入到这个错觉的细节，以充分理解这个图像是如何影响大脑的。原始图片是模棱两可的，因为它包含了多种可能性。在这个例子中，原始图片有两个稳定的版本，即图（a）和图（b），所以我们说原始图片是双稳态图像。

初次面对原始图片时，我们的大脑没有足够的信息来减少模糊性，而只能以单一的方式来解读它。但如果你盯着原始图片的某一版本看几秒钟，即图（a）或图（b），你的大脑中将产生一个视觉先验，当你再次看双稳态图像时，你就会觉得图片没那么模糊了，并能在黑色人影中看到正面（图a先验），或背面（图b先验）。

大脑需要以一种连贯且稳定的方式来解释外界的信息以减少其模糊性。如果我们看到的是模糊的图像（双稳态或多稳态），它让我们感到不确定时，大脑就会在现有的版本中做出选择。

想象一下，你和朋友一起看第一张双稳态图像，你们都没有看过这张图片的两个稳定版本。你们两个人会用自己的方式减少模糊性。人影在你看来是正面，而在你朋友看来是背面。实际上你们看的是同一张图片，却是两个不同的版本。如果你们一起讨论，就会因为意见相左而难以达成一致。你们都深信自己看到的才是真实的画面，无法看到对方看到的东西。

2015年，因双稳态图像导致视错觉的一个事件成为社交媒体的头条新闻，人们不禁心生疑惑：我们是否真的拥有同一个世界？一名网友上传了一张蕾丝花边的连衣裙照片，并评论道："朋友们，帮帮我，这条裙子是金色和白色相间的，还是蓝色和黑色相间的？我和我的朋友们意见不一致，这让我们很恼火。"结果，这张照片在互联网上疯传，全世界都在为这条裙子的颜色争论不休！如果你当时参与了这场辩论，你可能会认为看到不同颜色的人是看错了。但现在你明白了，没有孰对孰错之分，大脑不过是选择了双稳态图像中的某个版本，以此来减少模糊性。

我们从这两个视错觉的例子中学到：人类倾向于盲目地相信自己的感知，以至于认为这是所有人共有的。

大脑在过滤、处理和解释来自外界的信息时，会构建一个整体的世界观，并不断地在潜移默化中对世界的运行方式做出假设。它不停地减少模糊性——不仅如上述两例所示，以期为我们呈现一个严密又稳定的现实。

我们的视野中有一个"盲点"，也就是视神经从视网膜出来进入大脑的位置。与视网膜的其余部位不同，该盲点不包含光受体。我们可以假设我们的视野中有一个"洞"，在那里，光线不被视网膜所接收。然而，在日常生活中，我们的视野是完整的，因为我们有两只眼睛可以互补。但如果我们只有一只眼睛，或者闭上一只眼睛，情况就完全不同了。

闭上左眼，用你的右眼看下图中的十字符号，保持你的脸在页面的中心，逐渐将你的脸靠近页面。

当页面距离你的眼睛大约25厘米时，十字符号右边的黑点突然消失了。这是因为此时黑点正好在视网膜的盲点上，大脑产生了错觉，认为那里的页面是空白的。

你可以使用下面这张图做同样的试验。

 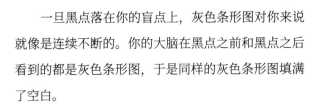

一旦黑点落在你的盲点上,灰色条形图对你来说就像是连续不断的。你的大脑在黑点之前和黑点之后看到的都是灰色条形图,于是同样的灰色条形图填满了空白。

**魔术教给了我们什么**

魔术之所以能够迷惑大众,是因为它利用了大脑的机制,尤其是我们刚发现的一个机制——减少模糊性。

以硬币魔术为例,魔术师用右手的拇指和食指夹住一枚硬币,慢慢地把它放在左手掌心,继而握拳对准你,让你在上面吹气。然后他夸张地张开手,硬币竟然不见了!魔术师并没有就此罢休。随后,他巧妙地让硬币重新出现在你的耳朵后面或口袋中。

事实上,硬币从未放在魔术师的左手中。他表演的就是所谓的"手心藏物"(法语为"palming",源自英语"palm",

<sub>意为掌心）</sub>：硬币好像被放在了左手中，实际上却在右手中。这一切都进行得非常缓慢，因为魔术师想要欺骗的不是眼睛，而是大脑对物体运动做出的逻辑判断。人们相信自己对世界的感知，认为自己看到了硬币被魔术师从一只手传到了另一只手，所以不明白硬币是如何在自己耳朵后面出现的。对人们来说，逻辑链中断了，一些不真实的事情发生了，这就是"魔术"。

从我们醒来的那一刻起，我们的大脑就会花时间对现实进行假设、解释，并忙着填补空白。它从我们很小的时候就这样运作了，而且是在我们不知情的情况下。无论从什么角度看，无论房间里的光线如何变化，我们吃饭的桌子都保持不变。同样，如果我们把一个物体放在特定的位置，依据能量守恒定律，我们认为它不会移动。正是由于对现实的不断解释和重组，现实看起来是如此真实，物体似乎是固定不动的。这就是我们会被硬币魔术所愚弄的真相。

魔术师们想知道是什么心理机制让观众被魔术给欺骗了，于是他们与神经科学家合作。例如，我们这个时代最伟大的魔术师之一——泰勒（Teller），他在《自然》（Nature）杂志上发表了一篇文章，探讨魔术和人类对世界的认识之间的联系。泰勒表演了一个著名的魔术——杯子和球：在观众面前有三个杯子和一些球，魔术师让球"消失"，或者"像变戏法一样"把球从一个杯子里移到另一个杯子里。

泰勒说，有一天，在他走上舞台之前，他发现杯子和球被忘在家里了。他不得不使用更衣室里的东西：透明的杯子和用纸巾做成的球。他担心观众会立即发现魔术的运作方式，但实际上观众看起来比平时更加惊讶。他在接受《连线》(Wire)杂志采访时表示："所有的观众都能看到我在做什么，但他们的大脑却无法理解。"

有一句名言"我们看到的不是世界的本来面目，而是我们自己。"今天，认知科学的研究证实了这一深刻的真相：世界不断地向我们发送大量的信号，我们通过选择我们想要看到的东西来减少模糊性。因此，我们对世界的理解渐渐地在心理、文化和社会层面塑造了我们。

然而，这并不意味着我们可以一直看到我们想看到的东西，换句话说，没有什么是真正存在的，我们可以通过想象在脑中自由地塑造属于我们自己的现实。例如，前文中提到的视错觉，我们可以自由地选择看到的剪影是人物的正面还是背面，但我们无法将这个剪影看成一棵树或一根香蕉。这些事物是现实存在的，并且是不可触知的，我们的大脑却因为感知不到它而无法解释它。

## 填补空白

接收信号的模糊性总是使我们处于一种不确定的尴尬境地。因此，如果我们的感知中缺少一些东西来摆脱模糊性，我们的大脑就会想要填补这一空白。笛卡儿(Descartes)在他的著作《第一哲学沉思集》(*Méditations métaphysiques*)的第二篇中写道："可是我从窗口看见了什么呢？无非是一些帽子和大衣，而帽子和大衣遮盖下的可能是一些幽灵或者是一些伪装的人，只用弹簧才能移动。不过我判断这是一些真实的人，这样，单凭我心理的判断能力就能了解这是由我眼睛看见的东西。"眼睛看不见帽子和大衣下的人，但大脑能还原他们。早在认知科学发展之前，笛卡儿就意识到我们的大脑能"填补空白"。

还有另一个关于大脑"填补空白"的有趣例子。你如何阅读"C'35t cmmoe ca qu3 v0u5 3t2s enrtian de l1r3 c3tt3 l1gn3."这句话？你可能会读成："C'est comme ça que vous êtes en train de lire cette ligne."（这就是你读这一行句子的方式。）你的大脑刚刚创造了这句话的意思，而实际上这句话没有任何意义。你的大脑将表面上混乱的字母重新排列，并选择了偏向于此的解释，而不是严格遵守实际所写的内容。这是了解我们大脑工作方式的一个很好的例子，大脑喜欢给一组字母赋予意义，推而广之，给事物和世界赋予意义，而不是停留在模糊中！

\*\*\*

我们的大脑不断地对现实提供的无数模糊信息进行过滤，解释世界并重新创造现实，而这往往是在我们不知情的情况下发生的。大多数情况下这都非常有用，甚至至关重要，但它也可能导致错误的发生，这对我们很不利。

我们需要弄清楚大脑是如何欺骗我们的。

# 大脑是如何给我们讲故事的

我们每个人都在脑海中讲述一个关于自己的故事。

每时每刻,一直如此。

这个故事造就了你。

我们通过这个故事塑造了自己。

帕特里克·罗斯福斯

Patrick Rothfuss

美国作家

## 当盲人认为他们看到了

大脑通过重新创造世界,使我们能够和环境和谐共处。为了做到这一点,它有时需要编造一些东西。在患有某些神经系统疾病的患者身上,这种编造能力被发挥到极致,它被称为"虚构症"。

安东(Anton)综合征,也被称为视觉失认症,它揭示了大脑如何发挥编造能力。到目前为止,它虽只记录了28个病例,但也引起了人们的广泛关注。视觉失认症是一种影响患者视力的神经认知障碍。失明发生在患者的大脑皮层,而不是视网膜。视网膜虽吸收光线,但大脑无法将这些刺激转化为图像。患者"脑盲",但他绝对相信自己所看到的事物都是真实的。

2007年曾有过一个6岁儿童失去阅读能力、摸不到物体、经常摔倒的病例。父母随后给他做了视力测试:孩子在1米的距离内无法看到最大的字母,视力低于0.1,即完全失明。但他说他的视力绝对没有问题。当被问及为什么他会撞墙或摸不到身边的东西时,他编造了一个理由:"不,我没有撞到东西。"或者说:"这是个游戏。"

值得注意的是,视觉失认症的患者不是故意说谎,而是他的大脑编造理由以至于他认为自己的视力是正常的。

## 大脑、词曲作者和传话人

大脑由两个半球(左、右半球)组成,它们通过一种叫作胼胝体的结构连接在一起。

最近,胼胝体切除术还被用于治疗癫痫患者。这种外科手术能部分或完全切断胼胝体,以断开大脑左半球与右半球的连接。这种手术是从20世纪50年代神经心理学家和神经生理学家罗杰·斯佩里(Roger Sperry)的研究成果中发展起来的。通过切断猴子的胼胝体,科学家发现它的整体行为几乎没有受到明显影响。

与流行的观点相反,我们没有创造性的左脑和分析性的右脑,也没有艺术的左脑和数学的右脑。有些功能是单侧性的,位于其中一个半球,但大多数功能是双侧性的,在两个半球中都存在。正因为如此,在人类和猴子身上,胼胝体切除术并不会对大脑功能产生太大影响。

语言功能在大脑中是单侧性的，通常位于左半球(也有位于右半球的情况)。迈克尔·加扎尼加(Michael Gazzaniga)和斯佩里曾合作研究我们是否有可能只与大脑的一个半球进行交流，而另一半却不知情。做这项研究之前，我们需要了解左眼接收到的信息是在大脑右半球处理的，反之亦然。

加扎尼加要求两名胼胝体切除术患者遮住左眼，只用右眼看图片(右眼与大脑左半球相连，语言功能通常位于左半球)，他们可以毫不费力地说出自己看到了什么。加扎尼加然后让他们遮住右眼，只用左眼看一张新图片(左眼与大脑右半球相连，语言功能不在右半球)，患者无法说出看到了什么。加扎尼加请他们画这张图片，虽然他们无法用语言表达所看到的，但他们能够画出来！

加扎尼加更进一步，制订了一个新的实验方案。与之前的实验一样，他在屏幕上向一位左眼被遮住的胼胝体切除术患者展示图片。在给他看了第一张鸡腿的图片后，加扎尼加让他从几张图片中选择与他刚刚看到的最相符的一张。患者指向一张母鸡的图片。加扎尼加问他为什么选择母鸡，他立刻回答说："因为这张图片代表了一只鸡腿。"重复这个实验，这次患者遮住了右眼，屏幕上不再显示一只鸡腿，而是一座白雪覆盖的房子。在随后呈现的图片中，病人正确地指向一把雪铲。但是当他解释自己的选择时，事情就变得复杂了。他既没有回答"因为我刚刚看到了一座雪屋"，也没有说他不知道，他说："嗯，嗯……铲子是用来清理鸡舍的！"

这是一个极端虚构症的例子：胼胝体切除术的患者为了证明他的选择是正确的，会根据自己所掌握的信息编造一个理由。

为了减少世界的模糊性，创造一个稳定又严密的世界，大脑在解释现实时，有时甚至编造荒谬的故事。大脑在重建当前的世界时一直扮演着积极的角色。那么如果这种编造能力延伸到我们的记忆中又会如何呢？

## 重建记忆

记忆在塑造我们的情感、信仰和信念方面起着重要作用。大脑不像照相机那样客观地记录和存储我们的记忆，却重建了记忆。

试着想象你上次乘坐公共交通工具时的情景。首先要注意的是，你的大脑无法存储所有乘客的信息：他们的确切数量、年龄、衣着……然而，你也无法想象一辆空荡荡的公共汽车或火车里坐着一些没有外形和面孔的幽灵乘客。请尝试更准确地记住这些乘客的特征。除非你当时被某个特定的细节所吸引，否则你在脑海中看到的大多数人和他们的衣着完全是由你的大脑重新创造出来的。为了做到这一点，大脑使用了它认为的普通乘客的标准外表或着装风格。我们的大脑从头开始创造记忆，使我们的记忆具有真实的质感，保持了一个稳定又严密的世界。那么，我们的记忆在多大程度上是可塑的，什么时候这种可塑性会被证明是有害的？

在美国，目击证人可以通过提供记忆作为唯一的"证据"，来推翻审判结果。因为证人的记忆有误，无辜的人被监禁或被判处死刑。伊丽莎白·洛夫特斯(Elizabeth Loftus)是记忆研究领域最受认可的专家之一，她的工作动摇了目击证人的证据基础，改变了美国的法律。

洛夫特斯想知道我们的记忆有多可靠，是否有可能操纵记忆，或者可以有意地引导它们。1974年，她和约翰·C.帕尔默（John C. Palmer）一起进行了一项重建事故记忆的实验。他们向150名学生展示了一场交通事故的视频。

一周后，他们再次召集这150名学生，把他们分为两组，并询问："汽车撞到墙上了，它的窗户是否在撞击中被打碎？"在向第一组学生提问时，两位研究人员使用了"粉碎（smash）"一词，这个词带有猛烈撞击的含义。在第二组中，他们使用"撞击（hit）"一词，这个词表示冲击力较小。

在学生们观看的视频中，可以清楚地看到，这辆车的车窗没有在事故中被撞碎。然而，第一组中绝大多数学生说，汽车的窗户在撞击时被打碎了。至于第二组，情况正好相反。

通过改变问题中的一个词，洛夫特斯和帕尔默成功地改变了参与者对事故的记忆。在这个实验之后，洛夫特斯对她所说的"虚假信息效应"下了定义：由于事后受到信息的干扰，记忆失去了其准确性和可靠性。

与法国不同，在美国的电视剧或电影中，我们经常看到"列队辨认"的场景，即当一个人遇袭时，警察让外形相似的数人排成队列，受害者在其中指认罪犯。洛夫特斯注意到，受害者几乎总能选出一个人……即使罪犯不在队列中！事实上，通过暗示罪犯就在面前的队列中，受害者的记忆已经被篡改了。

洛夫特斯的研究成果发表后，律师和法学家们于1992年在纽约市发起了"无罪计划"。在随后的25年里，无罪计划使用DNA测试作为无罪的证明，已经推翻了近75%的判决，这些判决都是根据队列辨认或目击者证词做出的。柯克·奥多姆（Kirk Odom）在入狱22年后被判无罪，他曾不幸被一名受害者指认犯有绑架和强奸罪。

洛夫特斯想知道是否有一种方法可以在我们的记忆中植入虚假记忆。她研究了所谓的"被压抑的童年记忆"，这些记忆在人们成年后出现，通常在心理治疗或精神分析过程中出现。

洛夫特斯召集了一群从未经历过童年遗弃创伤的人。通过使用类似于之前车祸实验的暗示技巧，她成功地说服了25%的人，让他们相信自己小时候在商场迷路了。在很多情况下，参与者甚至在他们的故事中围绕着从未发生过的创伤记忆编造细节。

这些暗示技巧有时被恶意地使用。2017年，44岁的理疗师玛丽-凯瑟琳·帕纳卡姆(Marie-Catherine Phanekham)被判处一年监禁和2万欧元的罚款,因为她将强奸、乱伦或暴力的虚假记忆植入了患者的童年记忆中,敛取患者大量财物。该方法的目的是让他们通过长期且昂贵的治疗来克服创伤记忆——尽管这些创伤记忆是虚假的,但在患者的心里已经变得非常真实。帕纳卡姆利用这些暗示技巧虐待她的病人并从中获利。

"煤气灯效应"是另一种通过操纵记忆造成认知偏见的方法。通过对某些事实断章取义,修改最初记忆的某些内容,让受害者认为一切都是自己编造出来的,自己正在丧失理智,继而怀疑自己的记忆力或心理健康。这种形式的精神虐待可以有多种方式。例如,在工作中老板对员工大加斥责,通过精神骚扰致其崩溃。但几天后老板又用开玩笑的语气谈论此事,告诉员工这没什么,不要当真。员工会因此迷失方向,怀疑自己对这件事的记忆,从而继续害怕老板但又不敢去投诉他。

2010年,脸书(Facebook)上成立了一个叫"LOL联盟"的群组,几乎完全由男性组成。群组成员"为了好玩"在网上骚扰记者和女权主义者。然而,这并非无害的儿戏,他们将一些记者的面孔照片嫁接到色情图片中,用充满仇恨的信息骚扰这些记者。群组成员为自己辩解道:"这是个玩笑,我们还年轻。"记者露西尔·贝兰(Lucille Bellan)在《石板》(Slate)一书中讲述了她遭受的骚扰,并谈到当时她开始怀疑自己,认为自己一无是处。她说:"很难觉得自己是受害者,尤其是在一切都可以被玩笑所掩盖的情况下。在糟糕的日子里,我不断地质疑自己可能理解错了,可能稿子写得不好,然后开始自我怀疑。"

记忆可以是一种有价值的工具,尤其是对精神分析学家和心理学家来说,但使用它时必须极其谨慎,否则在无意中,记忆就被篡改了。

**我们并不总是记得我们所做的选择,但我们为其辩护**

当我们做出决定时,我们认为大脑是这样运作的:在我面前有几个选项→我在思考现实情况→我做出决定并可以冷静地证明它是正确的。但是我们的大脑真的是这样运作的吗?

彼得·约翰逊 (Petter Johansson) 和他的团队制订了如下的实验方案：实验者向路人展示了两名女性的照片——一名黑发女子和一名金发女子（她们的头发扎着，但可以辨认出头发的颜色），并让路人选择他们认为最漂亮的一张。在他们不知情的情况下，实验者将这两张照片互换，然后展示他们并未选择的那张照片。实验者让他们解释自己的选择——事实上那并不是他们最初选择的照片。有74%的参与者没有注意到照片被调换，并认真解释他们之所以认为这张照片更漂亮，是因为甜美的微笑，好看的下巴，等等。

大脑这种事后辩解的能力，被约翰逊和他的团队称为"选择性失明"。

这个实验的结果在认知科学研究领域引起了很大的争议：一些研究人员质疑其实验条件并怀疑有外部因素影响了实验结果。

但从那以后，"选择性失明"被引入一些实验方案中，科学文献中有大量的例子表明大脑的事后辩解能力有多强。

2010年，美国研究人员拉尔斯·霍尔 (Lars Hall) 进行了另一项关于选择性失明的实验。在美国一个小镇的超市里，霍尔和他的团队设立了一个卖特产的摊位。他们伪装成售货员，向顾客展示两种不同的果酱和茶叶，并建议顾客就他们喜欢的果酱和茶叶发表意见。这两种果酱有明显而独特的味道：一种是苹果和肉桂的，另一种是柑橘的。罐子是有机关的，它可以从两边打开，每一边都有不同的香味。

一旦顾客品尝了不同的果酱，喝了不同的茶，做出了自己的选择，实验者就会在客户不知情的情况下转动罐子，让他再次品尝果酱并证明他的选择是正确的。只有三分之一的参与者察觉到口味的变化。其他参与者都在为他们的选择辩护，却没有意识到他们正在鼓吹自己没有选择的果酱！当他们被告知罐子被转动的事实，且知道了实验的目的时，他们的反应各异：有人表示惊讶，有人觉得难以置信。

\*\*\*

我们不是聪明的生物，我们的大脑经常欺骗我们，有时会让我们犯错。如果我们错了，那是因为我们通过推测来构建世界。但推测本身并不是一件坏事，它是我们推理和预测能力的核心，也是我们大多数思维和行动反应的核心。

&

# 为什么我们经常处于推测状态

¯\\_(ツ)_/¯

这不是一个错误,而是一个推测符号。
我会向你解释的!

在一个周六的晚上，你和朋友在一起讨论是吃寿司还是吃披萨，大家犹豫不决。有人提议通过抛硬币来决定。如果当时有人问你硬币落下来为正面和反面的概率分别是多少，你会正确地回答是1/2。

现在想象一下，在这个游戏中，你被要求连续抛100次硬币，并记录每次硬币落地的结果和下一次抛硬币正面或反面的概率。你知道，概率是固定的，无论抛多少次，概率始终是1/2。

第一次硬币落下来是反面，然后第二次，第三次……硬币落下来都是反面。这个结果很让人惊讶，但你认为这是偶然的结果。你仍然认为硬币落下来为正面和反面的概率是1/2。

再想象一下，你已经抛五十次了，硬币落下来次次都是反面。你下一次抛硬币时，硬币落下来是反面的概率仍然是一半吗？是的，因为就像我们上面说的，概率是固定的。但对你来说，重新调整你的思维模式以适应强加给你的现实是不是更合理些？比如，你怀疑游戏被操纵了。你很难相信你正在见证一场统计学上的奇迹。

大脑建立心理模型并在事件发生时逐步完善，这种预测能力被称为推理能力。它是根据我们的知识和对世界的观察来对未来进行预测的能力。每种情况下，我们选择自认为是最佳的策略并采取相应的行动。

**推测，或者说在跨年夜叫出租车的艺术**

想象一下，你在找一辆出租车。立即找到的可能性取决于几个因素：区域、时间、日期、天气、交通状况。如果遇到跨年夜或音乐晚会，"当晚大家都出门"这一因素可能比上面提到的所有其他因素都更重要，这使得找到一辆出租车几乎成为一项不可能完成的任务。

但是，如果你曾经历过这种情况，你就能预见到出租车短缺的情况，并找到另一种回家的方式——乘坐地铁，因为你知道它整夜开放，或者你会让开车来的朋友送你回家。你已经结合先前的经验更新了"找出租车"的模型，这让你能更大概率地解决难题。

未来是不可预测的，它只是一种推测形式。它虽然不是100%可靠，但对我们来说是可行且必要的。许多科学研究就是根据这一原理工作的：气象学根据卫星云图和往年观测数据来预测天气。肿瘤学会评估患者患癌的风险，例如，鼓励女性从40岁开始每两年做一次乳房X光检查，以筛查出早期乳腺癌并能够尽快治疗，因为统计数据显示40岁以后的女性更容易患乳腺癌。

**握手**

我们的每一个日常行动都需要即刻做出无意识的决定。爬楼梯、鼓掌、敲钉子……所有这些行为都涉及做决定（先抬右腿然后抬左腿，双手合拢重复拍击发出啪啪声，举起锤子并敲击食指和拇指之间的钉子……）。让我们仔细看看握手的情况，因为这涉及你要考虑其他人的动作。想象一下你去参加一场求职面试。人力资源经理伸出手欢迎你，你也伸出手来。你自动握了握他的手，而不用考虑你手臂的确切角度或施加在对方手上的压力。你的大脑已经习惯了"握手"的动作，因为以前已做过数百次了。但是我们也知道，没有两次完全相同的握手，因为动作背后有太多的细节。尽管如此，它每次都能奏效。我们称之为启发式方法，这种方法是基于真实情况作出的粗略而快速的判断，它的效果相当好。

我们的日常行动大多是启发式的。思维也有启发式的特点。例如，我们的大脑经常会把时间四舍五入到一个容易记住的数字。如果现在是20点27分，当你被问到时间时，你可能会回答"20点30分"。此外，一些引发直觉行动的经验知识也是启发式的：当你即将出门看到天空中有大片乌云时，直觉认为可能会下雨，因此你决定带伞。

这些启发式方法帮助我们应对注意力和脑力的局限：我们没有足够的注意力、时间或精力来整合我们在特定情况下接收到的所有信息，然后再做出决定。

关于在决策中使用启发式方法的问题，阿莫斯·特弗斯基（Amos Tversky）和丹尼尔·卡尼曼（Daniel Kahneman）于1974年发表了一篇参考文章《关于在决策中使用启发式方法》（Use Of Heuristic In Decision），该文章获得了瑞典银行经济学奖。

## 当直觉思维误导我们时

启发式方法使我们能够执行无意识且有用的日常

小动作。但是在某些情况下，粗略而快速的判断会导致我们犯错。心理学家丹尼尔·卡尼曼和阿莫斯·特弗斯基将这些对特定情况不合逻辑或非理性的解释称为认知偏见。例如，在某些情况下，人们根据自认为有代表性的有限信息，过快地做出决定，即为代表性偏见。

在一项实验中，卡尼曼和特弗斯基表明，我们有时更喜欢个性化的信息，而不是统计数据。他们向学生介绍了几个人物，只描述了人物各自的性格特征。例如，对史蒂夫（Steve）的描述是这样的："史蒂夫非常害羞，矜持，总是乐于助人，但对他人或世界几乎不感兴趣。他性格温和，需要计划性和秩序感，而且很有条理。"然后卡尼曼和特弗斯基让学生们猜猜史蒂夫是做什么工作的，是农民还是书商？

基于对这两种职业的刻板印象，大多数人认为史蒂夫应该是一名书商。他们忘记了在全球范围内农民比书商多得多，这一点是他们在思考和最终选择时应该考虑的因素。参与者使用一种基于部分信息（性格特征）的启发式方法，快速地得出不准确，甚至可能是错误的答案，而不是采用反思式方式。

另一种常见的偏见也会误导我们，那就是锚定偏见。我们倾向于保留外界给我们的第一个信息。例如，在求职面试中，第一个候选人"热情、严肃但较为狂躁"，第二个候选人"较为狂躁，但热情和严肃"，两人的性格特征完全相同，但你倾向于对第一个候选人有积极的印象。

在卡尼曼和特弗斯基之后，研究人员陆续发现了数百种认知偏见。在这个充斥着没有任何事实依据的虚假信息时代，最普遍的两种认知偏见是确认性偏见和轶事证据偏见。确认性偏见导致我们只考虑支持我们观点、信念和信仰的信息，将其他信息视为虚假的，并加以排斥；轶事证据偏见通常被用于证明我们的推理。例如，人们想要禁停某些电子游戏，理由之一就是电子游戏会导致暴力。为了证明这一点，他们列举了玩这个游戏的年轻人发生暴力行为的个别案例，但是忽略了其他也玩这个游戏但从未有过暴力行为的青少年。这种轶事证据偏见，我们将在第二部分再来分析这一点。现在重要的是我们要理解什么是认知偏见，以及它是如何在我们无意识的情况下形成的。

## 直觉与反思：我们是否只有两种思考方式

在对误导人类的认知偏见进行理论化研究之后，卡尼曼提出了一个关于人类思维是如何运作的理论模型。他假设我们有两种思维系统：其一是启发式系统(系统1)，直观且快速，但容易产生偏见，容易出错；其二是反思式系统(系统2)，富有逻辑，耗时耗力，但更为可靠。例如，当我想知道2+2等于多少时，我会启动系统1，而我会使用系统2来求解108x82。

有时我们需要从系统1切换到系统2：假设一个牛角面包和一块糖果的价格是1欧元10美分。牛角面包比糖果贵1欧元。糖果要多少钱？在系统1下，你将自动认为糖果是10美分。在系统2下，你会拿一张纸和一支铅笔来计算，你将发现最初的直观答案是错误的。牛角面包的实际价格是1.05欧元，糖果的价格是0.05欧元。

### 直觉的优点

对于卡尼曼和特弗斯基来说，反思模型比直观模型更可靠，更不容易出错。但他们最坚定的反对者之一——格尔德·吉格伦泽(Gerd Gigerenzer)认为，与普遍的看法相反，一个直观有偏见的系统可以战胜冗长的推理。他解释说，事实上，在某些情况下，对情况进行太长时间的思考和太全面的分析会阻碍我们的选择，因为我们掌握的信息越多，可选项就越多，选择也就越困难。

对于吉格伦泽来说，大脑是一个"适应性工具箱"。研究人员描述了这样一种情况：你是一家拥有10万名客户的大公司的负责人，想要针对"被动"客户(即那些不常购买你产品的客户)，开展一场广告宣传活动。为了锁定这些被动客户，你可以选择复杂的方案，使用综合统计模型，最终你将获得每个客户的评估分值，该分值代表他们将来购买产品的可能性。其实，你可以使用一种可能不太准确但速度更快的启发式解决方案——间歇启发式。你在客户群里选择一个9个月没有任何购买记录的客户，认为他是被动的。接下来你要做的就是选择所有比他更久都没有购买你产品的客户，他们将是你优先考虑的目标。在这种情况下，启发式方法比统计方法更快，也不比统计方法逊色，因为你根据自己的看法已经锁定了被动客户群体。

最近的研究对卡尼曼的理论进行了细致的分析，结果表明大脑的功能并不像这个理论所说的那样是二元的。反对卡尼曼模型的主要论点是该模型基于一种逻辑错误\*，即二元推理谬误。人类对成双成对的事物有着强烈的喜好：善与恶、左与右、热与冷。二元论是一种减少模糊性的机制，对过于复杂而无法理解的概念，它会将其简化为两个明确对立的现实。因此，我们会认为人脑也是按照这个模型工作的：直觉/反思。然而，几乎没有经验证据支持这一观点。

也有一些研究支持了吉格伦泽的理论：在给定的情况下，采用看似更可靠和更准确的系统2推理，进行缓慢的思考，可能会降低选择的有效性或由此产生的满足感。例如你在餐厅，同伴花了很长时间来选择他的菜肴，在被迫点菜之前，他改变了几次主意。但是你从一开始就知道自己想吃什么。你肯定会比你的同伴从这顿饭中获得更多的满足感，因为他会不停地

---

\* 另一种形式的错误经常影响我们的推理，即所谓的逻辑错误。诡辩是一种看似合理但具有误导性的推理。例如，马克很暴力，有一头黑发。大卫很暴力，头发也是黑色的。所以黑头发的人很暴力。

想是不是应该选择比目鱼而不是鳕鱼。

此外，采用系统2推理并不总能防止出错。系统2也会导致一些认知偏见。例如，赢了一场随机游戏后，通过推理，你会得出这样一个结论：你现在运气爆棚，所以幸运女神会继续向你招手。你对此确信不疑，并会受到某种乐观偏见的影响。

与二元论相比，人脑的工作方式更具维度。与只有"开"和"关"功能的开关相比，人脑更像可以逐渐调节音量的收音机。

卡尼曼的模型是一个抽象的概念，它可以帮助我们简化对认知功能的理解：它比我们以前使用的模型出错机会要少。但请记住它并不是百分百可靠的。

这个模型的不精确性导致了新的问题，使得我们能够对模型进行微调，并在某些方面加以修改，以便该模型在我们努力减少其误差范围的过程中不断地进行优化。因为科学的工作原理就是不断纠正。正是通过科学地解释其运行机制，展示其优劣势，我们才能提高我们思维的灵活性，不再落入环境每天给我们的大脑设置的陷阱。

***

因此，启发式系统的功能及其产生的认知偏见不应该被视为是绝对负面的。今天的科学界关注的是损害我们理性思维的认知偏见，除了上文提到的确认性偏见，还有消极偏见、自满偏见、知识幻觉偏见、习得性无助偏见，这些偏见我们将在第二部分讨论。人类行为通常被总结为一系列需要纠正的错误，即使在国家或世界银行层面，我们也主张"反偏见"。然而，正如我们所看到的，认知偏见不是一成不变的，它们与环境相关，并不仅是绝对正面或负面的。而取决于几个因素：它们是有背景和依据的。了解为什么在某些情况下会出现某些偏见，比不惜一切代价与之抗争要有趣得多。

# 第二部分

# 我的大脑、他人的大脑和世界

## 压力,我们最好的敌人

我们生活得足够好,

才会奢侈地因为心理和社会压力而生病。

罗伯特·萨波尔斯基
Robert Sapolsky
美国科学家

压力现在被认为是世纪之病。根据欧盟资助的一项研究，2013年在欧洲与压力相关的成本约为6170亿欧元，工作压力影响了多达25%的员工，并且这一比例还在持续增长。

长期承受压力对我们的身心健康有许多负面影响：焦虑、抑郁、背痛、睡眠障碍或消化不良，削弱我们的免疫系统并造成溃疡。压力也会影响我们的身心，打乱思维的严密性和减少模糊性的能力，并产生许多负面偏见。当我们感到不堪重负时，我们会感觉大脑在与我们作对。

压力往往会给人们带来矛盾的后果。例如，为什么一个高中生明知道睡个好觉对他更有帮助却不能在高考前夜入睡？同样，为什么当我们自己正在演讲，发现面前有一群人时会突然大脑空白，陷入记忆黑洞，而在那之前我们非常专注地在演讲？为什么我们在做重要决定时会偏头痛？为什么我们得知令人紧张的消息时会没有食欲？换句话说，为什么当压力反应被触发时，大脑会让我们身不由己？压力最初是激活大脑的一种积极机制，使我们能够生存。接下来我们来看它是如何以及为什么成为现今人类生活的障碍。

想象一下,你在大草原上,小心翼翼地跟着一匹斑马\*。斑马吃草、走路,悠闲自在时,它的压力处于最低水平。当它突然看到远处有一只饥饿的母狮时,它的压力水平会立刻飙升。

美国研究人员卡尔·普里布拉姆 (Karl Pribram) 假设动物有四种生存本能,分别是进食、繁殖、战斗和逃跑。"战斗和逃跑"是脊椎动物应激反应的第一阶段。

在这种情况下,斑马看到母狮,压力会达到峰值,触发战斗和逃跑的生存本能。它的交感神经系统会自动做出反应:心跳加快,呼吸急促,肌肉紧张,以便于它战斗或逃跑。同时,斑马会抑制性欲、消化能力和免疫系统,这些功能对它逃脱危险都是无用的。它会调动所有资源将它们集中在一个目标上——生存。如果斑马在狮子面前保持平静,它可能活不了多久。母狮的压力峰值和斑马差不多,是由于对饥饿的恐惧引起的;看到斑马时,母狮会调动所有的能量试图抓住并吃掉它。

---

\* 向罗伯特·萨波尔斯基 (Robert Sapolsky) 和他的著作《为什么斑马不会得溃疡》[*Why Zebras Don't Get Ulcers* (Pourquoi les zèbres n'ont pas d'ulcères)] 致敬。

可见，压力是所有脊椎动物所具备的首要功能，因为它有利于生存。如果你面临死亡的危险，那么在消化、性欲或抗病毒等方面投入能量是没有意义的。另外，我们需要一个尽可能有效的肌肉系统。值得注意的是，动物的压力峰值不会持续很长时间。一旦危险消除，其副交感神经系统（交感神经系统的抑制性补充）就会接管，一切都会恢复正常。

现在让我们把斑马的场景切换一下，我们的祖先智人在定居之前就有和我们一样的生理系统和大脑能力。想象一下，他在静静地采摘野果，突然听到树叶的响声。这种响声是双稳态的：要么是捕食者靠近，要么是风吹的声音。智人的大脑可能会选择"捕食者靠近"这个选项，然后他的压力反应被触发：神经系统立即启动，肌肉收缩，呼吸加速，他放弃采摘，尽可能快地跑开以获得生存的机会。如果只是虚惊一场，他就失去了野果，浑身是汗，白跑一场。

智人的大脑如果选择"风吹的声音"这个选项，继续采摘，他就有被饥饿的捕食者吃掉的危险。面对这两种选择，前者比后者具有明显的进化优势：智人宁愿反应过度，也不愿冒着丧命的风险。那些幸存下来的人，我们可以称之为先祖。他们选择相信错误的警报而不是忽视它们，宁愿错误的警报引发压力反应而不让自己暴露在被吃掉的危险中。

现在想象一下，我们的祖先智人准备在一个洞穴中入睡。临睡前，他忽然看见远处一只猞猁的闪亮眼睛，便不会安然入睡；相反，他会保持警惕，在半睡半醒中度过一夜，哪怕是最轻微的声音也会把他吵醒，让他检查猞猁是否在向自己靠近。

同样的情况下，如果他不是一个人在山洞里，他没有看到猞猁，但他看到同伴因压力而产生的表情，可能也会紧张并随时准备逃跑，在任何危险情况下，压力的传染都是非常有用的社会信号。

在近30万年的时间里，每当人类发现自己处于事关生存的两难境地时，就会习惯性地自动激发压力反应。

因此，我们可以将压力定义为身体面对危险时的生理反应。几万年来，这种反应使我们能够在恶劣的环境中尽最大努力地保护自己，以求生存和进化。然而，人类进化到一定阶段开始定居下来后，基本上就不用再面临捕食者的危险。在现代生活中，危险变得不那么紧急和实际。例如，贫穷、工作量、截止日期、公开演讲，等等。如今，我们面临的危险很多是心理上的。如果有人问你压力的主要来源是什么，你不太可能回答说是因为一只饥饿的猞猁，而会回答是不断增加的账单、税金、难搞的上司……

从进化的角度来看，这种生活方式的改变发展得相对较快，所以压力还没有真正适应人类所面临的危险形式的变化——从身体上的危险转移到心理上的危险。当人们感到有压力时，他们使用的工具已不再适合他们的需要。

想象一下这样的情况：在一次工作会议上，你决定告诉老板你有一个革命性的想法，这有利于你的职业生涯。但如果你说话时压力很大，你的大脑就会启动"战斗或逃跑"的机制：心跳加速，肌肉紧张……可是你并不想临阵逃脱或与老板争吵。在你看来，重要的是要成功完成你的提议。然而，对于你的大脑来说，仿佛有一头野兽在你周围徘徊。由于你突然把所有的资源都调动到生存本能上，完成讲话就变得不重要了，你的大脑一片空白。

在动物或智人身上，对捕食者"战斗或逃跑"的反应是短暂的，但在我们身上，压力却可能会持续存在，尽管我们的身体并非为此而生。想象一下，你的大脑必须在几个月内抵御即将到来的捕食者的攻击，几乎没有喘息的机会，你将会在等待中精疲力竭。我们可以承受强烈但短暂的压力峰值，但无法承受长期且持续的压力状态，最后的结果就是"身心俱疲，心力交瘁"。考虑到压力对基本生活功能和交感神经系统的影响，我们能够理解为什么处于持续压力状态下的人，最终会一蹶不振。

当一个人有压力时，大脑会告诉他有死亡的危险，这时你劝他冷静是没有用的，因为这就像在说"好吧，别活了！"然而，有一些方法可以缓解压力所带来的负面影响，例如冥想、瑜伽、伸展运动，这些都是有效的。通过缓慢呼吸，你可以抑制战斗和逃跑的初级反应。肌肉放松，心跳平稳，生理上的压力变小，大脑会减少模糊性和焦虑感。在有压力的情况下，外界的信息传递给大脑："这次会议一定非常重要，否则我为什么要让身体处于警戒状态？"如果你有意识地放松身体，大脑就会倾向于对自己说："身体如此放松，那就没有真正的危险。"这些技巧并不神秘，但可以实实在在地直接减少你的压力，消除你的战斗或逃跑反应，进而缓解你的焦虑。

**压力和焦虑，甚至战斗**

我们倾向于交替使用"压力"和"焦虑"这两个词，实际上这两个词指的是两种不同的情绪。压力有明确的原因，一旦诱因消失了，压力就会减轻。例如，你因为考试而感到压力，一旦考试结束，你就可以减压了。而焦虑不需要具体的原因，它可以无限期地持续下去。在某些情况下，一个人可以在不知道原因的情况下感到焦虑。

压力和焦虑会影响我们的思维方式并让我们产生偏见。研究表明，与其他人相比，焦虑的人会以更负面的方式解读一些词。如果你问一个焦虑的人"mug"这个词的意思是什么，它在英语中有几个意思，包括中性的"杯子"和负面的"攻击"，他会倾向于回答"攻击"。这就是所谓的解释性偏见。

恐惧症是另一种类型的焦虑症。蜘蛛恐惧症患者能够比普通人更快地发现环境中的蜘蛛。一旦发现蜘蛛，他会一直盯着它，以确保它不会伤害自己。这被称为吸引-排斥模式，与强烈的高度警惕感有关。

压力和焦虑往往是我们人际关系恶化的原因之一。当我们感到焦虑时，我们总是以一种消极的方式来减少世界的模糊性。以社交恐惧症为例，它会让患者在各种情况下过度恐惧，从公开演讲到生活小事，如投诉商店或在餐厅点一瓶水。社交恐惧症患者在这些情况下会产生负面偏见，这导致他们比一般人更倾向于将一些行为或言语视为有负面意图的。他们通过棱镜来解读他人的目光，得出几近负面的判断。

我和一个研究小组进行了以下实验：我们通过屏幕向几个有社交恐惧症的人展示了一些男人和女人的脸，这些面孔依次表达不同的情绪，如厌恶、喜悦、惊讶、悲伤。然后我们对没有社交恐惧症的人做了同样的实验。通过眼球追踪器，我们能够看到这两类人是如何观察呈现给他们的面孔的。结果显示，恐惧症患者在快速扫一眼面孔后，会停留在脸的下半部分，然后再悄悄地频繁回看眼睛。没有恐惧症的人会采用倒三角的方式，从眼睛到嘴巴（这是正常的观察方式）来观察屏幕上的面孔。对方的凝视在恐惧症患者身上引发了与蜘蛛相同的效应，即吸引-排斥模式和高度警惕的反应。

社交恐惧症是一种预期性焦虑，会导致患者失去社交能力。如果你患有社交恐惧症，被邀请与同事喝酒或在公共场合发言，你会预测情景并告诉自己肯定会有危险。在约会到来的前几天，你将启动"战斗或逃跑"机制。等到那天，你将不能去参加活动，因为你认为那太过危险。逃避会进一步加剧你的孤立，从而强化你的恐惧症，使你进入一个真正的恶性循环。

我们可能在不同程度上感到不同形式的焦虑，这些焦虑会影响我们的人际关系。有些人害怕某些群体（例如某些种族），他们会用负面的方式解释这些群体的行为。美国耶鲁大学的研究人员发现，在学校里，黑人孩子比白人孩子被赶出教室的概率更大。他们面谈了几位教师，问他们原因。他们说肤色和被赶出教室之间的联系纯属巧合，并强烈地驳斥了任何的种族主义偏见。然后研究人员给他们看了一段学生在教室里的视频。他们被要求找出孩子们的"问题"行为。通过眼球追踪器，研究人员注意到，与白皮肤的孩子相比，他们花更多的时间去观察黑皮肤的孩子。在他们脑中，黑皮肤的孩子与麻烦制造者更容易画等号。当他们得知这个实验结果后，纷纷表示，直到那时才意识到，自己在课堂上对黑人孩子采取了偏颇态度。

另一组研究人员向不同背景和不同年龄的美国志愿者展示了白人男性和黑人男性的照片，有些举着枪，有些则没有。实验规则如下：志愿者面前有一个按钮，每次看到持枪男子的照片时他们要按下按钮，看到没有持枪的男子照片时，什么也不用做。

结果显示，无论志愿者自身的肤色如何，与看到一个持枪白人时的按压速度相比，志愿者在看到一个持抢黑人时，按压的速度更快。持枪黑人的照片会让他们更快启动压力机制，这是由于一个人的肤色而不是他手持的武器造成了一种隐性的焦虑偏见。志愿者以这种方式减少模糊性，反映出美国存在着一种社会偏见，即黑人比白人更危险。

\*\*\*

下一次当你对某种情况或对某个人产生负面看法

时，问问自己是否处于"紧张"状态会很有帮助。下巴绷得紧紧的，心脏跳得很快，这些迹象提醒你应该注意自己的压力状态，与感觉保持一定的距离，以便调整解释或判断。

通常这些迹象是难以察觉的，因为你的压力机制触发得太快了。相比之下，在预期会导致压力的情况下，它们更容易被察觉，这为你纠正仓促的解释留下了更大的回旋余地，比如当你对即将到来的考试倍感压力时，你可以提前做一些放松练习，使你在考试日能保持平静。

*\*\**

我们的一些主要机制，如压力，还没有适应我们生活方式的变化，至少现在还没有。如果人类在几个世纪或几千年后能够改变与压力的关系，这将是一件有趣的事情。在那之前，我们可以训练自己更好地处理对压力的反应，预测它们，并尽可能地减少它们，因为它们不仅会影响我们与他人和世界的关系，还会影响我们的观点和信念。

## 我们确定性的幻觉

你知道,
在这个世界上有一件可怕的事情,
那就是每个人都有自己的理由。

让·雷诺阿
Jean Renoir
《游戏规则》(*La Règle du jeu*)

## 像侦探或律师一样思考

假设你知道转基因生物的危害性,并认为它们对你的健康有害。那么如果让你在转基因玉米和非转基因玉米之间做出选择,并且两者的价格相同,你会自然而然地选择非转基因的玉米。现在想象一下,你看到一篇文章解释说,现在没有任何证据表明转基因生物对健康有害。你很有可能斜眼掠过或避而不读,提前拒绝文章所支持的观点,因为它们与你的观点截然相反。

然而,迄今为止,还没有确凿的研究证明转基因生物对我们的健康有害。自农业出现以来,人们一直在基因层面上努力地杂交水果和蔬菜,从而改良它们的性状。在乔瓦尼·斯坦奇(Giovanni Stanchi)的一幅名画中,我们看到一个西瓜,里面长满了瓜子,果肉呈白色,分为六个部分。这个17世纪的西瓜与我们今天吃的西瓜有很大的不同,西瓜的进化是人类长期干预的结果。如今的问题是,孟山都(Monsanto)等跨国公司在过度工业化时破坏了生物多样性。

如果你花时间阅读这篇文章,你就会在转基因辩论中打开思维，从一个新的角度看问题，随后也许你会修正自己的判断。换句话说，你的头脑会变得更灵活。但你选择无视这篇文章，让自己被最初的观点所蒙蔽。举这个例子并不是要支持或反对转基因生物，而是让我们更加关注自身有动机的推理。偏见引导我们首先相信那些和我们不谋而合的观点，我们要找出这个隐藏的问题，以便更好地解决它们。事实上，这个例子强调了一种现象：当我们处理某些对我们很重要的问题时，我们自发地扮演了一个律师的角色，认定我们的委托人是无辜的，从而采用一种基于先验想法的动机推理，朝着有利于委托人的方向辩护。也许我们应该学会采取预审法官或侦探的态度，一步一步地寻找线索，然后得出一个有理可依的解决方案，换句话说，就是采取演绎推理。这不是让我们全盘推翻之前的观点，而是让我们时而与它们保持距离，进而有时间考虑那些支持或反对它们的论点。

2004年美国大选，乔治·沃克·布什（George W. Bush）对阵约翰·克里（John Kerry），亚特兰大大学的精神病学和心理学教授德鲁·韦斯滕（Drew Westen）想要证明：采用有动机的推理可以让我们更容易相信那些符合我们信仰的事情，抵制与我们的信仰相矛盾的事情，特别是在政治背景下。

韦斯滕召集了30名积极参与竞选活动的人：民主党15人，共和党15人。实验分三个阶段进行。韦斯滕先给这30人读了一份布什关于一个重要竞选问题的声明，如中东战争，然后又引用了他的另一篇自相矛盾的演讲。针对克里，他也做了同样的事情：先读一份他的生态宣言，然后又引用了一份与之自相矛盾的声明。最后，他引用了一个政治上"中立"的人（演员或运动员）的发言，也是自相矛盾。

韦斯滕要求参与者描述这些自相矛盾的严重性。

结果显示，民主党人认为布什的自相矛盾比克里严重得多，反之亦然。对于政治上"中立"的人的自相矛盾，参与者都认为这种矛盾是中等程度的。与此同时，韦斯滕以功能成像（通过磁共振可视化大脑活动）的方式记录了参与者的大脑活动。结果显示，民主党人和共和党人在观察政党人物和中立人物时使用了不同的大脑区域。这表明，受试者根据不同政治立场采用不同形式的推理，与动机推理和中性推理的神经回路存在质的不同。

通常，我们的推理是由我们的文化、经验和信仰所推动的，即使在看似普遍且无可争议的问题上也是如此。例如，在讨论乱伦等道德问题时，就会出现这种情况。我们会立即自发地谴责乱伦行为，却无法解释使我们感到厌恶的原因。为了证明这一点，纽约道德与伦理问题专家，研究员乔纳森·海特（Jonathan Haidt）做了以下实验。他召集了几位社会心理学家的同事，告诉他们以下信息：朱莉和马克是兄妹，暑假期间两人一起旅行。一天晚上，当他们单独待在海滩附近的一间小屋里时，他们觉得做爱可能很有趣。朱莉服用了避孕药，马克使用了避孕套，以确保朱莉不会怀孕。尽管他们很愉快，但彼此约定仅此一次，他们更愿意把这个夜晚当作一个亲密接触的秘密。海特接着问同事们，他们对这件事以及朱莉和马克都没有悔意有什么看法。随后海特在同事们身上观察到一种"道德惊讶"的状态，所有人都觉得这种事情令人厌恶并且应该受到谴责，但他们无法证明自己的道德选择是合理的。这种情况我们可以称之为有动机的道德。

## "自我中心的泡沫"和虚假信息

如果我们不偶尔试着对矛盾敞开心扉,这种看待世界有动机的推理方式可能是危险的。重要的是,要警惕我们对模糊性的忽视,特别是对我们在主观上重视的主题。

在社交网络和新闻频道信息持续更新的时代,我们可以获得关于所有话题的海量信息。因此,很容易找到一些东西来支持我们的推理并强化信念。甚至更进一步:在社交网络上,我们"关注"与我们想法相同的人,优先查看他们的帖子和信息,这将强化我们的信念。

"自我中心的泡沫"就是这样形成的,尤其是在政治、宗教、素食主义、转基因生物、"黄背心"运动等非常具有意识形态特征的话题上。这导致我们的社会进一步两极分化,并降低了我们的思维灵活性,即我们改变想法的能力,以及我们以最不具偏见的方式整合我们所接触到的新信息的能力。如果我支持"黄背心"运动,我只会看到警察的暴力,而忽略了"黄背心"团队中的成员也有暴力行为。相反，如果我反对"黄背心"运动，我会关注暴徒和抗议者的暴力行为，并谴责这场运动，而忽视了大多数"黄背心"的成员都是和平的，警察有时是暴力的。

当一条信息证实了我们的想法时，我们几乎不会询问它是否真实，就马上分享这条信息。例如，如果我不相信全球变暖，认为气候和天气是一码事，我会热衷于转发唐纳德·特朗普总统于2019年2月10日发表的推文，当时特朗普批判他的反对者艾米·克洛布查尔（Amy Klobuchar）说："她在暴风雪中自豪地讲自己对抗全球变暖所做的工作，时机不对吧！"我们暂且不谈论虚假信息的传播，因为我们在这本书的最后部分将有更详细的论述。我们可以举一个政治领域内有趣的例子，这表明我们通过传播信息来肯定我们预先建立的想法，而不去验证信息的来源和有效性。2014年，克里斯汀·布廷（Christine Boutin）转发了戈拉菲杂志（Le Gorafi）*一篇关于讽刺家庭法的文章《家庭法——政府拒谈"倒退"，而是推进"具有延迟潜力的临时策略"》（Loi

---

\* 法国版洋葱新闻，以讽刺法国社会为宗旨。——译者注

*sur la famille – Le gouvernement refuse de parler de "recul" mais de "stratégie provisoire d'avancement à potentialité différée"*),引来不少嘲讽。虽然虚假信息的由来有时是为了操纵和引导公众舆论,但传播虚假信息的往往是那些真诚的信奉者,他们认为自己在为公众提供信息方面助益颇多。这种只选择能证实我们的想法、观点和信念的信息的倾向是最常见的认知偏见之一——确认偏见。我们不仅能看到它在政治或宗教方面发挥作用,也能在比较轻松的话题上看到它的踪影,比如星座。我们专注于证实我们所相信的信息,尤其是我们想要相信的信息,而忽略那些和我们不相关或使我们不悦的信息。

意识到这些偏见以及大脑为我们设置的陷阱是很有用的。然而,我们不应忘记,这些偏见也有积极的方面,能够改善我们的人际关系。有时由于选择偏见,我们选择只记住与亲人共度的愉快时光,而忘记争吵或困难的时刻。同样,当一个朋友打电话给我们,我们回复"我正在想你呢",此时一种确认偏见被触发,让我们忘记在没有来电时,也有过想念这位朋友的时刻。如果没有这些偏见,我们将更难以建立社会联系。

## 一种偏见可以掩盖另一种偏见

当我们对一些意识形态方面的话题感兴趣时,如移民、生态、税收……我们将抽取那些与我们观点一致的信息,从而引发确认偏见和选择偏见。以政治网站为例,它带有非常强烈的选择偏见。这些网站面对特定的话题时会有选择性地从一些信息中找到捍卫它们的观点。例如,Fdesouche、LDC-News、Novopress或TVLibertés等所谓的"二手信息"网站就是如此,这些网站旨在让公众接受极右观点。除了宣传方面,两位法国研究人员雅尼克·卡于扎克(Yannick Cahuzac)和斯蒂芬·弗朗索瓦(Stephane Francois)的一项研究表明,这些网站故意传播虚假信息,要么断章取义,要么添油加醋。简而言之,这些网站为了吸引大众而随意地歪曲事实。由此,在网上形成了一个极右的"自我中心的泡沫",我们现在称之为"法西斯领域"*。

---

\*　请注意,这并不意味着其他媒体总是说真话,只是它们说的谎话相对较少。

选择偏见和确认偏见是社交网络上有影响力的人物使用的杠杆。他们中的大多数选择只展示粉丝们想要看到的东西,如豪华酒店、天堂般的海滩、完美的妆容和身材……最近,越来越多有影响力的女博主,比如澳大利亚的埃塞纳·奥尼尔(Essena O'Neill)[29],开始谴责在社交网站照片墙上发布的"虚假生活"。这种"幻想的生活"加剧了粉丝们对"自身平庸无奇"的焦虑和沮丧。对于女博主来说,这也给她们自身带来了巨大的压力,因为她们只能上传与之前同等水平的照片,不能长胖一点点,不能表现出任何不完美之处。最后博主和粉丝都是输家。

***

即使意识到大脑在欺骗我们,我们也很难一直保持理性,做不到像侦探一样,不断地客观思考。这在一定程度上是由于我们的观点、信仰与矛盾信息之间的紧张关系。这就是认知失调。

## 认知失调

愚弄别人比说服他们被愚弄更容易。

无名作家
（被误以为是马克·吐温所说）

为了保持最佳的运动和大脑功能，所有的生物体都试图达到一种叫作"内稳态"的体内平衡状态，人类也不例外。

你在盛夏跑了一场马拉松，越过终点线时身体脱水。为了恢复内稳态，你的大脑会向身体的几个部位发送信号：让你的肾脏减少尿液产生，让你的毛孔减少汗水排放，让你的唾液腺减缓活动，因为这些部位的工作都会让你产生口渴的感觉。

这种平衡状态也是认知和身体功能所喜爱的。当接收到的信息与你的喜好、信念、信仰或行为不一致时，你会感到紧张，内稳态被破坏。美国社会心理学家莱昂·费斯汀格 (Leon Festinger) 在60年前将这种状态理论化，并称之为认知失调。他在其著作中解释说大脑自然地渴望减少这种紧张。

让·德·拉封丹 (Jean de La Fontaine) 的寓言故事《狐狸和葡萄》(Renard et les Raisins) 中生动地描述了认知失调：

"有一只来自法国名叫加兰的狐狸快要饿死了。它住在一个葡萄架上，葡萄表皮颜色紫红，看起来已经成熟。加兰想吃葡萄，但它却够不着，于是它对自己说：'葡萄太青了，只有傻子才会去吃。'这样想比抱怨更好吧?"

狐狸饥肠辘辘,拼劲全力想要吃到葡萄。它够不到成熟的葡萄,这使它感到紧张,进入了失调状态。为了恢复它的认知内稳态,狐狸改变了对葡萄的看法,使它对自己的无能感到释怀。葡萄已然成熟,但它会说服自己葡萄其实还是青涩的,因为它不想吃酸葡萄。拉封丹在故事结尾提出了一个重要的问题:这种非理性最终是有害的还是有益的?要知道它能够使狐狸解决内心的紧张并避免挫折感。在吸烟人群中也有同样的情况,今天他们无法忽视吸烟有害这一事实:它使牙齿变黄,诱发慢性支气管炎,增加患肺癌的概率,以及不孕不育和患心血管疾病的风险等。因此,吸烟者会编造一些特别的理由以成功解决失调的状态,例如"我现在压力太大了""吸烟帮助我不发胖""我还年轻,不会得癌症"……他们会继续吸烟,直到这种失调状态严重到迫使他戒烟,比如在怀孕的爱人面前或者亲人因吸烟而去世。

美国社会心理学家费斯汀格(Festinger)在1956年出版了《预言的失败》(L'échec d'une prophétie)一书。他在书中分享了他成功地在世界末日邪教某仪式中当卧底的经历：多萝西·马丁［Dorothy Martin，书中化名玛丽安·基奇（Marian Keech）］声称收到了外星人的信息，警告她世界末日将在1954年12月21日到来。她深信这个预言，于是设法操纵了一群忠实的信徒。这些信徒抛下一切跟随她，期待在世界末日那天乘坐拯救他们的飞碟离开。

在这个末日到来前后的几个月里，费斯汀格从内部观察了这个群体，末日的那一天却什么都没发生。玛丽安·基奇向她的追随者宣布：多亏了教派设法向世界各地传递"善与光"的力量，地球才得以幸免于难。

费斯汀格回忆说，当时信徒中发生了一件令人惊讶的事情：他们非但没有放弃信仰，反而投身到艰苦的传教工作中去。对于那些在该教派投入了大量的时间、金钱和情感，并相信世界末日会发生的信徒来说，预言的失败导致他们陷入严重的认知失调状态。为了恢复平衡，他们宁愿为失败辩护，认为灾难是通过他们的努力得以避免的，而不愿接受他们被欺骗了。他们虚构了一个缜密的故事，使自己相信加入玛丽安·基奇的教派是正确的选择。世界没有崩溃的事实，没有削弱反而加强了他们的信念。

这个极端的例子促使费斯汀格在实验室里研究认知失调。在一项实验中,他邀请参与者独自执行一项极其单调无聊的任务:他在一张桌子上放了一些方块,然后轮流召来参与者,没有解释实验的目的,要求每个参与者绕这张放有方块的桌子转圈,持续整整一个小时。

一小时后,费斯汀格告诉每个参与者实验已经结束,但他需要一点帮助。他声称助手不在,要求刚刚结束实验的参与者告诉下一位参与者(实际上是他的助手),这次实验经历非常愉快。费斯汀格表示愿意为这项服务付费。他为一半的参与者提供1美元,为另一半提供20美元。

所有人都听从了安排。在给他们付钱之后,费斯汀格单独问他们是否真心觉得这次实验经历很愉快。乍一看,人们可能认为那些拿到钱多的人会假装觉得这段经历很愉快,但实际是拿了1美元的参与者声称最喜欢这段经历。在被支付20美元的参与者中,金钱奖励是一个额外的信息,足以补偿在实验中失去的时间并解决失调状态。报酬最高的参与者对自己说:"这项任务很无聊,但至少我得到了丰厚的报酬,所以没有必要去证明这项任务还有什么其他好处。"相反,那些拿到1美元报酬的人不得不改变他们对这一经历的看法,为自己失去的1小时辩护。他们开始真诚地相信参加一个重复无聊的科学实验是有趣的。

费斯汀格定义了减少认知失调过程中的三个步骤:首先识别导致我们失调的事件,然后改变我们的行为或信仰以恢复协调,最后如有必要增加新的信息以减少失调的影响(这里指的是为服务提供报酬)。

减少认知失调是我们日常生活中经常出现的一种现象,这再次表明我们有能力扭曲现实以协调我们的思想和行为。当你知道饲养和宰杀动物的可怕条件以及肉类生产的碳足迹时,你还继续吃肉;或者当你知道某大规模分销的品牌服装是在极其不稳定的条件下制作的,你还继续购买该品牌的衣服。发生在吸烟者身上的减少认知失调的机制同样也会在你身上发挥作用。

**通过认知失调来操纵他人**

一旦人们意识到这种机制,就有人可能故意用它来对付他人。本杰明·富兰克林(Benjamin Franklin)在其自传中讲述了他在执政期间如何处理与一个好斗的政敌之间的关系。富兰克林知道他的政敌是一个狂热的古籍收藏家,有一天写信问他是否可以从他的藏书中借一些书,特别是一本非常珍贵且稀有的书。可以想象,富兰克林的政敌会因为这个意想不到的要求而产生失调的状态,在他对富兰克林的负面看法和他向富兰克林借书之间左右为难。他有三种方法来减少认知失调:

1. 轻描淡写这件事。富兰克林的政敌可能会对自己说这个要求微不足道,但在当时不可能认为富兰克林的一封信是无足轻重的。
2. 提出新的条件以帮助他协调矛盾的想法。例如,他可以要求富兰克林作为回报送他一本书,但每个人都知道富兰克林不是藏书家。
3. 改变他对有关失调因素的行为或看法。由于怕别人嘲笑,他不能拒绝把书寄给富兰克林,减少失调的唯一方法就是改变他最初的想法。他只能以更积极的方式看待富兰克林,并立即将所借的书寄给他。

一周后,富兰克林在其中一本书中插入了一张写有感谢语的字条,然后把借来的书还给了他的政敌。众议院再次开会时,富兰克林的政敌第一次和他直接交谈,并感谢他的友好字条。富兰克林回忆说,从那时起他的政敌"总是表现出随时为我提供帮助的意愿"。甚至他们成了好朋友,拥有了伴随一生的友谊。

由此可知,已经帮过你忙的人更有可能接着帮你。换句话说,与普遍的看法相反,我们不仅帮助我们喜欢的人,我们还喜欢我们帮助过的人。我们根据互动的方式来调整自己对他人的行为和判断。

所谓的"富兰克林效应"今天被用于商业领域。如果你买了一部苹果手机,由于这是市场上最贵的手机,你就不能把它当作普通手机。即使有更坚固、更快速或更美观的其他手机,你也无法想象还有更好的手机,因为你买的是最贵的。否则这等于承认你被"割韭菜"了。整个奢侈品和当代艺术行业都遵循这一货币承诺原则。我们花的钱越多,我们就越觉得自己买了真正的奢侈品。例如我们花200欧元买一个手提包和花35 000欧元买一个爱马仕铂金包,尽管两者在质量上可能差距不大,但给人的奢华感受迥然不同。

## 将失调机制用于积极目的

认知失调也有积极的一面。它可以作为一种工具来应对前文提到的压力情况。如果你对在会议上发言感到焦虑,并且预料到这种情况会带来压力,你就会倾向于避开它而不是面对它,选择呆在家里保持平衡和内稳态。选择避开令你紧张的环境证实了你的焦虑:如果你不去参加会议,就证明了开会发言是危险的这一想法。我们必须有意陷入失调的状态以打破这种恶性循环。

在治疗中使用的一种技术是让患者逐渐接触导致其压力反应的物体或情况。这样做的目的是让患者在"这是危险的"这种想法和鼓励其无论如何都要去做的行为之间产生失调。为了解决这种失调,患者必须改变他的消极想法。然后他会想:"如果我开始了,那就没有那么危险了。"最后他会逐渐恢复平衡而无需诉求避开。这就是渐进式暴露技术。

认知失调也可以帮助我们对自己所做的选择感到满意。在两个对象之间犹豫不决之后,我们倾向于高估我们最终选择的对象并低估我们未选择的对象。你想买一辆车，在经销商那里你对两款完全不同的车都心动了。这两款车的价格都在你的预算内，你必须从中选择一款。想象一下，一个朋友问你最喜欢这两辆车中的哪一辆。你会告诉他你更喜欢你买的那辆，而最初你在两辆车之间真的没有偏好。你会对自己撒谎以避免放弃你喜欢的东西所带来的不适，就像寓言故事里吃不到葡萄的狐狸。我们不断改变我们收到的信息的价值，并通过减少认知失调的机制来与这些信息互动。

## 当我们被过度的严密性蒙蔽了双眼

我们一直在寻求更高的严密性。但是拥有一个完全严密的自我形象是可能甚至是可取的吗？迈尔斯－布里格斯(Myers-Briggs)人格测试的例子可以帮助我们找到答案。这项测试是由凯瑟琳·库克·布里格斯(Katharine Cook Briggs)和她的女儿开发的，她们直观地假设世界上有几种主要的普遍人格。

1944年，她们在一本名为《迈尔斯－布里格斯类型指标》(Myers-Briggs Type Indicator)的书中发表了第一版迈尔斯-布里格斯类型指标(MBTI)。然后在1956年，她们正式命名并发表了迈尔斯-布里格斯人格测试。该测试由一系列大约90个封闭的问题组成，参与者可以在每道题两个答案之间进行选择。在回答完这些问题后，参与者将从16种可能的组合中看到自己的人格类型。

如今，MBTI是职业人格测试市场的领跑者。据《费加罗报》(Le Figaro)和《华盛顿邮报》(Washington Post)联合开展的一项调查显示，每年全球有近200万人使用这项测试，为它的销售公司带来约2 000万美元的收益。

这项测试经常被人力资源部门在招聘中用作职业指导工具和绩效预测器，它提供的表格显示哪种性格最适合哪种职业。然而，众所周知，这项测试是不可靠的，因为如果对同一个人进行多次测试，得到的结果是不同的甚至是相互矛盾的。该测试从未得到过任何主管部门的验证，因为它没有理论框架，并不真正可靠。那它如何在商业世界中变得不可或缺呢？

为了回答这个问题，我们需要介绍一种名为巴纳姆效应或福勒效应(Effet Barnum Ou Forer)的心理学现象。1949年，心理学教授伯特伦·福勒(Bertram Forer)让他的心理学入门课程的39名学生参加了一项测试,并告诉他们这项测试可以对他们的性格做出简短的描述。一周后,他将测试结果分发给每个人,让他们单独评估测试结果是否符合自己的性格。学生们并不知道他们得到了同样的测试结果,该结果都是从占星术中借来的玄虚句子拼凑而成的,内容如下:

1. 你需要被爱和被欣赏。
2. 你倾向于自我批评。
3. 你有相当大的潜力,但还没有充分利用它。
4. 你的性格中有一些弱点,你通常知道如何弥补它们。
5. 你已经不得不处理你在性生活中的问题。
6. 表面上你严于律己,自控力强,但实际上你充满焦虑,不太自信。
7. 有时你会认真地问自己是否做出了正确的决定或做了对的事情。
8. 你喜欢一定程度的变化和多样性,不喜欢约束和限制。
9. 你以思想独立为荣,在没有证据支持的情况下不会接受别人的意见。

10. 你认为太容易向别人暴露自己是不明智的。
11. 有时你外向、健谈、善于交际,而有时你内向、谨慎、保守。
12. 你的一些愿望往往很不切实际。
13. 在生活中,你追求宁静。

然后福勒要求他的学生们对测试结果进行反馈,如果感到满意就举手。几乎所有的人都举起了手。福勒不动声色地开始读测试结果的第一条、第二条,直到全班同学哄堂大笑,他们明白了这是一个骗局。

可见,巴纳姆效应是一种偏见,它导致我们相信一份描述我们性格的测试结果,这取决于三个因素:我们认为该结果是专门为我们写的(个性化偏见);与我们说话的人是权威人物(权威偏见);内容模糊笼统可以适用许多人，同时足够积极的表述让人们想要相信它（选择偏见）。这种人格测试会让公司或个人花很多钱，现在我们明白了为什么说这是一个骗局，这种测试将三种负面偏见合而为一！

***

除了人格测试以外，动机推理和减少认知失调几乎在我们所做的每一件事中都发挥作用。重要的是要意识到这一点，并问问自己，我们的行为或认知如何在瞬间影响了我们对周围事物、社会关系和自身观点所赋予的价值。

当下的问题是，我们都认为自己是生活中的"主角"，接受自己偶尔犯错。但我们真的能始终主导自己，而不会面临失控的情况吗？

# 我所掌握的和我所逃避的

(我们必须)把我们能做的事情做好,
接受其他事情本来的样子

爱比克泰德
Epictetus
古罗马著名哲学家

我们可以概括地说有两种类型的人：一种认为发生在他们身上的事情归咎于自己；另一种像宿命论者詹姆斯（Jacques）那样认为"一切都已被上苍注定"（"上苍"能够被同化为任何形式的超越存在）。这是美国心理学家朱利安·罗特（Julian Rotter）发展其人格社会学习理论的出发点。

朱利安·罗特将这两种理解生命的方式称为控制点：认为事情取决于他们自身的人有一个内部控制点（LCI）；认为事情取决于外部因素的人有一个外部控制点（LCE）。如果你在工作中得到晋升并且你有内部控制点，你会说这是你努力的结果。但如果你有外部控制点，你会把晋升归因于运气或缺乏竞争。需要明确的是，控制点不是一个二元变量，我们从来没有百分百的内部控制点或百分百的外部控制点，但我们倾向于其中一个或另一个，它可以在我们的一生中根据我们的经验而发生变化。

1955年，罗特的学生杰里·法雷斯（Jerry Phares）设计了一个实验以证明我们的控制点对我们的表现和自尊有很大的影响。他委托两组人完成同一项非常简单的任务，实验内容为在一些角中确定哪些角的度数是相等的。他告诉第一组任务非常难,能否完成在很大程度上取决于偶然性(外部控制点),对第二组则说这完全取决于自身技能(内部控制点)。然后,法雷斯要求两组参与者评估他们成功或失败的概率。结果表明,他们的自我评价方式先验地取决于他们是否相信自己的能力。与那些认为成功完全取决于自身技能的人相比,认为这是偶然性因素的人更不确定他们能否成功。

在日常生活中,并不总是有人像法雷斯那样站在那里作为灯塔,告诉我们什么事取决于我们自身,什么事取决于运气。我们必须评估自己对行为的控制能力。当我们错误地评估它时,可能会产生严重的后果。例如,人们普遍认为女性在数学方面不如男性强,然而从未有证据证明性别之间的生物学差异可以导致数学水平的差异。这就是所谓的负面刻板印象偏见。这种偏见是指我们在没有任何正当理由的情况下,无意识地将负面特征归因于某一人群。

俄亥俄大学(University Of Ohio)心理学教授史蒂文·斯宾塞(Steven J.Spencer)想通过下面的实验看看是否有可能消除这种偏见:第一阶段,他召集一群数学水平相当的男生和女生,让他们接受标准化考试。这项测试的结果表明，男生在考试中的表现比女生好。第二阶段，他对两个新混合的小组增加了一个细节，他对第一组说这项测试已经做过了而且男生做得比女生更好，对第二组则说之前的测试结果表明男生和女生的表现差不多。请记住，这两组人都进行了相同的考试。

从逻辑上讲，如果成绩取决于男女先天的水平差距，那么第二阶段的结果应该与第一阶段的结果相似。然而，虽然第一组的结果确实显示出男性和女性在数学水平上有很大差异，但第二组的结果表明男性和女性在数学方面取得成功的概率几乎相同。一句话就能消除男女两性在数学水平方面的差异。第二组的结果表明通过消除社会刻板印象偏见（女性不仅在数学方面受到这种偏见的影响），有可能将女性的控制点重新校准到一个更内在的轴上。

## 控制点和责任感

我们的控制点决定了我们的行为，从而决定我们行为的结果。根据我们是倾向于内部控制点还是外部控制点，我们以不同的方式对自己的行为负责。事实上，许多研究文章表明，与外部控制点相比，内部控制点使受试者承担更多的责任，并有助于增强其自尊。如果你倾向于内部控制点，你会把成功归功于自己的能力，从而培养良好的自尊。你越倾向于外部控制点，就越会把成功归因于外部因素，获得的个人满足感就越低。在失败的情况下，如果你倾向于内部控制点，你会告诉自己下一次你会竭尽全力取得成功，而如果你倾向于外部控制点，你会更加相信宿命论，并倾向于将失败归咎于现在且永远都不能控制的外部因素。

然而，如果你过于倾向内部控制点，它也可能产生负面影响。在不能由你（或者至少不只是你）决定的情况下，例如裁员，你会将失败内化并把发生在你身上的事情当成是自己的错，这可能会导致你出现焦虑甚至抑郁的症状。在这种情况下，倾向于外部控制点的人相对更容易克服裁员带来的冲击。

现在让我们来关注一下控制点对我们健康的影响。一个癌症患者如何看待生病这件事，是觉得自己对患病负有责任，或者相反，认为自己患病只是运气不好，这直接影响着他对诊断和治疗的反应。我们看待健康的方式决定了我们应对疾病的方式。一个倾向于内部控制点的病人可能会认真服药，把更多的精力投入到治疗中。一个认为"无论如何一切都已被上苍注定"的病人会对疾病采取更加被动和宿命论的态度——一种习得性无助的态度，可以概括为：如果什么都不取决于我，那么试图抗争和摆脱它又有什么意义呢？

### 习得性无助

美国研究人员马丁·塞利格曼（Martin Seligman）进行了一些实验，试图解释创伤后习得性无助综合征是如何发展的。他在两只狗身上做了实验：每只狗都被关在一个笼子里，笼子的地板可以传导电击。每个笼子里都有一个可以按压的小杠杆。

塞利格曼向两只狗发出了第一次电击。每次放电前都会有一盏小灯亮起。在电击的瞬间，两只狗首先试图逃跑，然后按压杠杆碰碰运气。在1号笼子里，杠杆是有效的，按压杠杆会立即停止电击。在2号笼子里，杠杆是无效的，即使按压杠杆电击仍然会继续。几次放电后，塞利格曼观察到1号笼子里的那只狗预见到了电击，当灯亮时它就跳到杠杆上，而另一只狗逐渐放弃了，每次放电时都躺在地上，它意识到自己对此无能为力。

之后，塞利格曼将两只狗分别放在一个中间被隔板分开的笼子里：一块隔板将笼子一分为二，其中一边的地板是带电的，另一边是不带电的。塞利格曼重复了这个实验。1号狗试图穿过这块隔板，看看能否防止自己触电，它成功地避免了电击。2号狗虽然现在有机会采取行动但它不去做任何尝试：每当电击来临，它就会自动躺下。因此，习得性无助指的是一个有机体有可能摆脱困境但却选择放弃任何努力。

塞利格曼的同事唐纳德·希罗托（Donald Hiroto）想看看人类是如何表现出习得性无助的。他复制了塞利格曼的实验，用人代替狗，用一声巨响代替电击。和之前一样，这个实验涉及两个参与者，一个有能力停止声音，另一个没有，实验分两个阶段进行。研究结果与针对狗的研究结果相同：在实验的第二阶段，那个在第一阶段知道自己连续按四次按钮就能停止声音的人还能轻松地停止声响。然而最初没有能力控制声音的第二个参与者的表现与塞利格曼的实验中2号狗的表现如出一辙，在实验的第二阶段，他甚至没有尝试去按下按钮，尽管他本可以停止声音。

人类的习得性无助通常与抑郁有关。当我们抑郁的时候，我们会觉得不能控制自己的生活。习得性无助也表现在其他处于悲惨境况中的人身上，例如家庭暴力中的受害者。创伤经历，也就是日复一日的暴力，使受害者将外部控制点发挥到极致，她最终说服自己——她不可能离开她的伴侣，甚至不可能做任何事情来阻止暴力和摆脱这段有害的关系。事实上，反复的暴力会使受害者进入失调状态，因为她没有做错任何事，这会导致她除了发展出习得性无助，还会产生一种内疚感来为暴力辩解并恢复她的逻辑性："如果我被打，一定是因为我的错，所以在现实中没什么好奇怪的。"她也可能试着把暴力合理化，使之变得可以被接受，并无意识地为自己的无能辩解："他不是故意要这样做的，他在内心深处是爱我的。"

除了日常暴力造成身心痛苦，习得性无助还会大大降低受害者的自尊，从而对受害者的职业表现或社会关系产生严重影响。家庭暴力显然是一个非常复杂的、受多种因素影响，并不局限于习得性无助或认知失调。但这些是需要考虑的重要因素，以便了解遭受家庭暴力的女性（或男性）做出抵抗决定有多难——离开家庭从而离开施虐者，或者只是拨打一个专门援助受害者的电话号码。

习得性无助在全球变暖等社会问题中也发挥着作用。事实上一些研究人员已经提出了一种习得性无助的假设，即人们面对全球变暖几乎普遍无所作为，这可能会导致我们所知晓的世界末日，甚至可能导致人类的灭亡。在大众层面上，每个人都认为他们的行动不会对气候产生真正的影响，这一事实反映了保护生态行动普遍士气低落。越来越多的研究证明，只有当每个人都做出自己的贡献时，我们才有可能在气候问题上采取大规模的行动。这取决于我们开始对抗普遍的习得性无助，打破冷漠并最终采取行动。当然，也不排除我们需要在全球范围内修改治理制度，建立一个更加尊重自然的体系。

其他认知偏差也会阻止我们行动，而我们甚至没有意识到这一点。例如，在全球变暖的情况下，当下的偏见使我们很难将自己投射到未来。事实上，与遥远的未来相比，我们对那些具有直接和可见后果的事情更为敏感。如果我们有十分之一的"可能性"在吸烟30分钟后患上癌症，那么世界上可能就没有吸烟者了。在全球变暖的背景下，人们难以设想几十年后的情况。当你被告知100年后冰川将会融化时，你觉得这跟你没什么关系，因为你无法把自己投射到百年后。那么现在为什么要操心这些呢？

另一个问题是，许多公司努力淡化其污染活动对全球变暖的影响，并辩解称到时候总会找到一个技术解决方案。许多公司认为解决生态问题不是它们的责任，而是国家、政治家或其他公司的责任。因此，它们拒绝为环境的明显恶化承担任何责任，这就是所谓的责任分散。我们将在第9章中更详细地讨论这个问题。

习得性无助偏见在许多不太严重的情况下发挥作用，从缺乏辞去工作的勇气到懒得去投票……我们已经看到过度的外部控制点会导致习得性无助和可能非常严重的情况，那么过度的内部控制点呢？

### 控制的错觉

如果参照外部控制点抑制我们行动、意志和自由的例子,那么内部控制点看起来似乎是一件好事。然而,倾向于过度的内部控制点会导致一种控制的错觉,这可能会对我们和周围人的心理健康产生有害的后果。

认为自己可以控制一切的人,会倾向于为他们没有直接犯下的错误而自责,并且对他人要求也十分苛刻,因为他认为他们也有能力控制一切。我们经常用英语中的"control freak"(控制狂)来称呼这类人其实是有理可循的。

拥有过度内部控制点的人往往是错误意义上的完美主义者,这使得他们更容易陷入第3章讨论的二元思维的陷阱。控制狂会认为任何不完美的东西都是完全无用且应该被抛弃的。他们失去了批判性推理所必有的发现细微差别的能力,这通常被认为是傲慢的表现,使得拥有过度内部控制点的人也很难拥有健康和充实的社会关系。

另一个问题是，一个拥有过度内部控制点的人可能会患上"救世主综合征"。他会想要解决对方的问题，甚至会侵犯他人，拒绝给他人犯错、学习和找到自己方法的机会。但是我们不能违背他人的意愿去"拯救"他们！

过度的内部控制点可能是生活在社会中的一个真正的障碍。当你认为自己可以控制一切，出现紧急情况时你会犹豫是否寻求帮助，因为对你来说，一切都在掌控之中。同样地，如果在你的学习或工作中需要团队合作，你将无法委派任务，甚至不能让队友做他们份内的工作。

认为我们无法控制环境，陷入无所作为甚至漠不关心是一个陷阱；认为我们无所不能，一切都取决于我们的意志也是一个陷阱。因此，控制点本身没有好坏之分，重要的是不要过于偏向哪一边。找到这种平衡的唯一方法就是尽可能地分析情况，以确定事情在多大程度上取决于我们。然而，对世界和各种情况的了解远非易事，一切并非显而易见，更何况我们常常是知识幻觉的受害者。

# 知识错觉

一知半解是危险的事情；
比埃里亚泉水不可浅尝只可畅饮。
肤浅喝几口使你头脑昏沉，
开怀畅饮会让你清醒十分。

亚历山大·蒲伯
Alexander Pope
诗人，文学批评家

1995年1月6日，麦克阿瑟·惠勒（McArthur Wheeler）在没有蒙面的情况下连续抢劫了匹兹堡的两家银行。同年4月惠勒被捕，当警察告诉他是通过监控录像认出他时，他惊呼："可是我涂了柠檬汁啊！"惠勒解释说，曾有人向他展示如何用柠檬汁制作隐形墨水，他认为他涂上柠檬汁，他就不会出现在监控录像里。为了证实这个想法，他把柠檬汁抹在脸上并用拍立得（Polaroïd即时成像相机）给自己拍照：他没有出现在照片中！警方认为他的相机有故障或者他只是瞄准错了。无论如何，惠勒为他的知识错觉付出了代价，并在几天后入狱。

1996年的《国际年鉴》（Almanach International）收录了这个案例。康奈尔大学（Cornell university）心理学教授戴维·邓宁（David Dunning）读到惠勒的故事时，认为这几乎是普遍现象：你对一门学科了解得越少，你就越无法衡量你对这门学科的掌握程度。你可能遇到过这样的情况：你决定照搬前一天在《顶级厨师》节目中看到的食谱来招待朋友，毕竟它在屏幕上看起来并不复杂！你对自己很有信心，并认为你的菜是美味佳肴，你甚至为能给朋友做菜而感到自豪！但现实给你浇了盆冷水：没有人吃完自己盘里的菜，你对自己的厨艺过于自信了！有一档名叫《诺伯特指导》的节目，专门挑选这些不掌握任何基本烹饪技巧却把自己当成真正的厨师的"品味罪犯"。节目的参与者在镜头前表示，他们对自己的烹饪天赋深信不疑，对于被主厨诺伯特·塔拉伊尔（Norbert Tarayre）选中参加一个集体烹饪的节目并不感到惊讶。当诺伯特向他们透露，实际上有一位亲人抱怨他们"做菜难吃"时，他们大吃一惊并难以接受这一评价。然后，诺伯特提议教他们如何烹饪他们自认为已经掌握的美食。他们中的大多数人灰心丧气觉得很难去做。但是，他们都在努力，在诺伯特的指导下，他们逐渐恢复了自信，直到成功地做出了一道配得上一流餐厅的菜。节目的参与者从毫无理由的自信高峰状态，到绝望地意识到自己的无知，最后逐渐掌握了知识并找回了自信。

这可以适用于生活的各个领域：当我们开始学习演奏一种乐器时，往往认为它没有那么复杂。以钢琴为例，我们只需几分钟就可以轻松弹奏法国儿歌《月光之下》(Au clair de la lune)。但如果我们坚持不懈地学习这件乐器，很快就会明白，进步不会那么快，掌握贝多芬（Beethoven）的奏鸣曲需要几个月甚至几年的时间。其间我们将经历一段失去信心和士气低落的时期。有时我们甚至会认为自己永远都做不到，我们得努力练习才能走出这个阶段。同样，当我们学习一门新语言时，例如西班牙语，我们很快就能掌握基本的口语。但是在你打开塞万提斯（Cervantès）的《堂吉诃德》（Don Quichotte）原著时，很可能会对自己还需要学习的东西感到头晕目眩！所有的学习往往都是由于我们对学科知识不合理的信心高峰开始的。

邓宁和他的学生贾斯汀·克鲁格（Justin Kruger）希望通过一系列实验为这一认知过程提供科学依据，并使他们能够以自己的名字定义其效应。这些实验主要采用以下的形式：

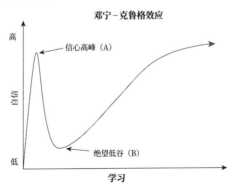

邓宁－克鲁格效应

为了建立这条曲线，两位科学家进行了第一个实验以证明知识最匮乏的时候恰恰是我们对自己掌握知识的信心达到高峰之时。邓宁和克鲁格召集了一个学生小组，问了几个关于语法和逻辑的问题。在告知结果之前，他们要求学生评估自己成功的概率。实验表明，班上成绩最差的学生往往最有可能高估自己的成绩和能力。这个实验在学生们达到第一次信心高峰时就结束了。在第二个实验中，邓宁和克鲁格想看看是否有可能降低这种信心峰值。于是，他们把最初对自己最有信心的学生聚集在一起，详细解答了这些语法和逻辑问题。他们得出结论："通过向学生灌输新知识来提高他们的知识水平，我们帮助学生意识到一开始他们所学还不够，进而认识到自身知识的局限性。这听起来很矛盾"，然后，他们询问学生们这次经历的感受：从信心的顶峰下降，知道自己还有什么需要学习。学生们首先经历了一个沮丧的阶段，随后他们意识到可以提高自己并攀登知识的山峰。这就是上述曲线的构建方式。

这种信心顶峰可以用我们的理解深度错觉来解释：我们经常认为自己比实际更了解这个世界。受邓宁和克鲁格的研究成果启发，英国研究人员丽贝卡·劳森（Rebecca Lawson）想要证明我们不仅在知识的深度上会产生错觉，在其相关性上也会产生错觉。她设置了以下试验来证明我们并不完全了解日常物品的工作原理。丽贝卡·劳森召集了一组骑过自行车的成年人，让他们凭记忆画一辆功能齐全的自行车。以下是参与者所绘图像：

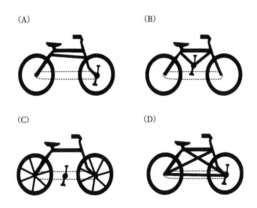

虽然我们中的许多人倾向于认为没有什么比画一辆自行车更简单的了，但上面的自行车都不适合骑行。总的来说，几乎没有一个参与者能够画出一辆可以正常骑行的自行车，40%的人甚至无法从中辨认出哪些自行车可以骑。用画面表现某样东西——也就是说，在没有实物的情况下感知它并解释它是如何工作的——比重现我们眼前的东西要困难得多。

我们总是高估自己理解世界运行方式的能力，重要的是要意识到这一点，不要在每次发现新学科和面对新想法时止步于信心高峰。相反，如果我们接受知识所带来的眩晕感，我们就更能接受它。因为正如邓宁－克鲁格曲线所示，在对我们还需要学习的知识之复杂感到沮丧之后，我们会迈着坚实的步伐攀登知识山峰。

## 知识幻觉的社会和政治后果

三名英国研究人员在他们的研究《老板胜任力与员工幸福感》(Boss Competence and Worker Well-being)中提出了一个问题，许多公司正面临这个问题：并不总是最有能力的人得到提拔，我们经常看到不合格的人担任重要职位。对于那些处于信心高峰的人来说，邓宁－克鲁格效应给人一种真正的超能感。因此，平庸的人会敢于争取自己并不胜任的职位，而他们的自信可以帮助自己获得这些职位。

儿童心理学家加布里埃尔·瓦尔 (Gabriel Wahl) 在他的著作《有天赋的成年人》(*Les adultes surdoués*) 中解释说，相比之下，很有能力的人，尤其是人们眼中的天才，往往低估了自己的能力，他们总是担心自己"无法胜任这项任务"。这种所谓的"冒充者综合征"是邓宁－克鲁格效应的负面产物，它导致当事人接受低于他们实际能力的工作。通过结合这两种效应，我们得出了一个荒谬的结论：业务能力不足的人但领导能力过强的人。早在20世纪70年代，专门研究公司等级制度问题的加拿大教授劳伦斯·J. 彼得 (Laurence J. Peter) 和雷蒙德·赫尔 (Raymond Hull) 就在一本名为《彼得原理》(*the theory of Peter*) 的书中完善了这一理论。他们表明，一般来说，每个员工在公司内部都会得到提拔，直到接受他无法胜任的职位。由于不会被降级，他将在自己无法胜任的职位上继续他的职业生涯。能力不足者的"过度自信"，能力高者的"冒充者综合征"，再加上彼得原理，都是公司管理者跳不开的陷阱，但他们希望自己的公司能避免让无能的人占据高位而最有能力的人被弃置在低级职位。

巴黎政治学院 (Institut d'Etudes Politiques de Paris) "女性、企

业家精神和领导力"主席安妮·博林(Anne Boring)最近解释说,冒充者综合征也是一个性别问题:"年轻女性比男性更容易患上冒充者综合征。她们并不总是觉得捍卫自己的利益是正当的。"结果是女性比男性更不敢竞争重要职位,因为她们担心自己无法承担责任,从而陷入了一个困局:女性担任的管理职位或高薪职位越少,下一代女性就越不敢这样做,也将这种习得性无助内化了。1978年,临床心理学家波利娜·罗丝·克兰斯(Pauline Rose Clance)在她的著作《冒充者情结》(*Le Complexe d'imposture*)中率先提出这一理论。这本书是她观察到周围几位女性完全无法将她们的成功内化后写成的。虽然她们都有辉煌的事业,但她们一直在贬低自己。即使在今天,44.8%的女性工作集中在低收入部门,如公共行政、卫生、教育或社会活动。然而,到2017年,在法国,年龄介于25岁至34岁之间的人群中,有31.3%女性获得了本科学历,而男性只有26.4%。尽管她们的平均受教育程度比男性高,但大多数女性仍无意识地接受她们在职业上取得成功的机会相对较少这个现实。即使今天的西方社会总体上朝着男女更加平等的方向发展,许多女性取得了成功，但女性往往不像男性那样敢于为工作而战，因为她们担心自己无法胜任。出于同样的原因，她们不会像男性那样经常要求晋升或加薪。因此，冒充者综合征以一种习得性无助的形式在女性身上被加倍放大。

**当错误的想法看起来像真的时**

我们都容易受信心高峰的影响。这就是为什么当我们没有从这个高峰下来的时候，有时倾向于把简单和错误的想法当作最终的真理。在健康领域涌现的很多新兴思潮都是基于一些初步的、自发的和表面严密的想法。对疫苗接种的利弊等复杂问题采取过于简单化的方法，可能会导致我们对这一问题的整体理解达到信心高峰。一部分反儿童疫苗运动是基于接种疫苗会导致儿童自闭症的想法，这一想法是因一篇关于这个主题的观点错误的文章而产生的。2016年的一项研究显示，在法国，只有59%的法国人"仍然相信"疫苗。耶鲁大学研究员马修·莫塔 (Matthew Motta) 对这种通常由非专业人士在社交媒体上发表的怀疑言论很感兴趣。电影《疫苗黑幕》(Vaxxed)于2018年11月1日至8日全球范围内免费上映之后,莫塔注意到怀疑疫苗的论调变得尤为突出。这部反疫苗接种纪录片试图通过展示儿童在接种疫苗后出现自闭症谱系障碍的一系列病例,来揭示新生儿唯一强制接种的麻疹、腮腺炎、风疹(ROR)疫苗的危险性。这里有两个错误:首先,在《疫苗黑幕》中没有证据表明接种疫苗和自闭症之间存在因果关系。其次,这部电影没有提到还有大量儿童接种了疫苗但没有出现此类疾病。简而言之,儿童疫苗接种的反对者选择轶事证据"我知道有人……",而不是科学证据"X%的人患有疾病……"。莫塔发现,大多数反对接种疫苗的积极分子在看到《疫苗黑幕》之后,都确信他们比医生更了解这个问题,这证明了他们的过度自信偏见。越来越多的人加入到反疫苗的浪潮中,人们注意到疫苗接种率的下降导致麻疹、肺结核或疥疮等被认为已经消失的疾病在儿童中卷土重来\*。这就是相信过于简单解释的理论的危险所在。

---

\* 我们在这里特别谈论的是认为自闭症和疫苗接种之间存在联系的错误观念。我们并不是说没有一种疫苗对健康有负面影响,事实并非如此。我们只是想表明细微差别是重要的,我们绝不应落入等值错误的陷阱中。

唐纳德·特朗普也一直站在他的信心高峰上，例如，他曾提出一个理论来证明自己从未锻炼过身体。《华盛顿邮报》的两名记者报道说："特朗普在大学时发现许多运动能力很强的同学后来都有健康问题。"从这一观察中，他推断出一个错误的因果关系：人体是由有限的能量组成的，就像电子设备一样，而运动会释放能量。因此他得出结论，为了保持健康，没有必要做运动！

如今，人们想让我们相信每个人都能很快理解一切。在YouTube视频网站上，很多视频承诺在几分钟内教会我们关于任何复杂学科（如政治、科学、生态等）的一切知识。各种主题的"专家"博主每天都在涌现，有时甚至会取得巨大的成功。通过向任何人提供发言权和听众，互联网一直是虚假专家和江湖骗子的最佳媒介。用翁贝托·埃科（Umberto Eco）的话来说，互联网让那些"以前只在酒吧里说话、喝酒，对社会没有任何危害"的人有了发言权，而现在他们拥有与诺贝尔奖得主同样的发言权。

丰富的信息有时会让我们做出选择，使我们产生了解问题来龙去脉的错觉。2016年6月24日，也就是脱欧公投后的第二天，谷歌上排名第一的搜索是"什么是英国脱欧？"，排名第二的是"什么是欧盟？"。这表明许多英国人在前一天投票时并不真正知道他们在投票支持或反对什么。面对投票结果，他们想了解更多。不仅如此，今天，有许多"脱欧派"后悔他们的投票，要求重新投票。2018年7月，在教育部长贾斯汀·格林宁(Justine Greening)的倡议下，《独立报》(The Independant)发起了一份重新公投的请愿书，短短两天内收集了20多万个民众签名。同年11月，英国民意调查机构组织了一项调查以了解英国人是赞成还是反对退出欧盟，54%的人投了反对票，而2016年6月，54%的英国人投票支持"脱欧"。如今，随着人们对英国脱欧的了解不断加深，一些英国人似乎希望改变他们最初的选择。

**简单化陷阱和"伪深度废话"**

许多复杂的话题可以被有意地简化为一种虚假的信息，这是所谓的"伪深度废话"运动的一部分。哲学家哈里·法兰克福(Harry Frankfurt)将废话定义为"为了给人留下深刻印象而不关注真相的东西"。与故意操纵真相的谎言不同,它依靠虚假或简化的自发信念,把一切信息都包装在诱人的话语中。伪深度废话是为了获得利益,通常是经济利益。

与健康相关的话题是伪深度废话行业的赚钱法宝。例如,排毒行业夸下海口包装其"减肥计划"和其他"身体排毒疗法",并获得了巨大的经济利益。比起做出让自己吃得更健康的决定,我们有时宁愿意被喜欢的明星推荐的蔬果汁排毒疗法所诱惑,或者相信昂贵的减肥膳食补充剂,如果我们在两次排毒治疗期间继续不健康的饮食习惯并且不运动,这些膳食补充剂不会奇迹般地帮助我们减肥。

同样地,一些有关个人发展的行业也会做出漂亮的承诺。这些承诺表述得非常好,看起来很有深度,尽管它们往往是毫无意义的。为了展示这些有时难以察觉的空道理,里贾纳大学心理学教授戈登·彭尼库克(Gordon Pennycook)做了以下实验:他在两个网站上随机创造了10个伪深度句子。第一个网站列出了迪帕克·乔普拉(Deepak Chopra)在推特上使用最多的话。乔普拉是一位著名的个人发展书籍作者和替代医学的狂热倡导者。第二个网站被明确地称为"新时代废话生成器",该网站使用一个深奥引语中重复出现的单词列表,并将列表中的单词随机组合在一起。"潜意识将抽象转化为美""我们是无限的兄弟姐妹"这些网站生成的句子,然后彭尼库克召集了一群乔普拉的读者和个人发展方法的追随者,给他们读了从乔普拉语录中自动生成的10个句子,并要求他们辨别哪些句子是人为创作的,参与者们分辨不出来。事实上,所有这些句子都很模糊,都可以被赋予任何意义,并按照你的意愿进行解释——这有点像占星术。

即使这些句子毫无意义,相信它们又有什么害处呢?难道我们没有权利给我们的生活带来一点诗意和积极的想法吗?问题不在于句子本身,而在于这种伪深度废话背后的"治疗"方法。当大师们即兴发挥医生的作用时,这些方法与临床医学一样有效。我参加了一位心理学家的演讲会,他讲述了他的一位患者的故事。她是乔普拉及其阿育吠陀疗法的追随者,七年来,这位母亲真的相信它们的有效性,从来没有带她的孩子去看过真正的医生。有一天,她的一个儿子生病了,像往常一样,她给他使用了阿育吠陀式的治疗，但没有成功。事实上这个男孩感染了金黄色葡萄球菌，只能用抗生素治愈。但由于他到医院的时间太晚了，不得不截肢。我们从中得到的教训是，我们可以被伪深度废话组成的替代方法所诱惑，只要我们不是真的生病，因为它们实际上可以起到安慰剂\*的作用。但是在严重的生理或心理疾病的情况下，对这些医学的过度依赖会使我们处于危险之中。

今天，这些方法正在蓬勃发展，就像排毒产业一样，个人发展话题也成了一门大生意。有些书卖到几十万册，构建在诱人的承诺之上：如成就人生、变得富有、找到真爱……如果有人真的一举成功——并将他们的成功归功于这些书，而他们的成功实际主要归功于他们自己——这些人并不在大多数之列。朗达·拜恩(Rhonda Byrne)的国际畅销书《秘密》(Secret)的数百万读者是否成功实现了这种个人发展方法承诺的目标，结果自有分晓。这本书的开篇是这样的："通过学习这个秘密，你会发现你可以拥有任何你想拥

---

\* 安慰剂通常被认为是无效的，这是错误的观点。安慰剂在很多情况下都是有效的，但它仍然不是真正的药物。

有的东西，成为任何你想成为的人或做出任何你想做的事。"为了实现这一点，朗达·拜恩提出了一个绝对可靠的"科学"方法——吸引力法则。它的基本原理是这样的：如果你想到你梦想的东西（爱情、金钱、成功……），你就能通过你大脑中的电流来吸引它，这将产生一个磁场，并吸引宇宙的正能量。你想不工作就发财吗？没问题，睡觉时请在额头上贴张钞票！

这个理论没有任何科学依据。然而，在一些护理中心，例如美国JMC心理治疗中心，所有的治疗方法都是基于吸引力法则的。通过这种方法，治疗师可以治疗严重的创伤，例如性虐待，并声称可以治愈某些精神疾病，如抑郁症或饮食失调，甚至还有成为"吸引力法则大师"的"认证课程"。一位病人最近告诉我，她参加了一个研讨会，在这个研讨会上，演讲者希望通过让参与者在额头上贴一枚1欧元的硬币来向听众证明吸引力法则是正确的。他解释说大脑像磁铁一样会产生神奇的磁场。这种说法很荒谬,如果硬币粘在额头上,那是因为它粘在了皮肤上<sub>(如果他试图把硬币粘在腿上、肚子上,效果也是一样的)</sub>,与大脑磁场无关,否则我们的额头会像磁铁一样被所有冰箱吸引!这种对吸引力法则的痴迷带来一个令人担忧的后果,如今真正的病人会被那些他们认为拥有真正知识的"治疗师"所控制。需要注意的是,后者不一定怀有恶意。他们中的许多人为他们的培训付出了高昂的代价,因为知识错觉使他们相信吸引力法则是科学有效的。

\*\*\*

每个人都受到源源不断的信息的影响。我们面临的挑战,与其说是与无知作斗争,不如说是与知识错觉作斗争。从一个知道自己什么都不知道的人那里学东西比从一个不知道却自以为知道的人那里学东西要容易得多。

## 语境的重要性

当你引用一个片段时，
别忘了联系上下文。

雅克·普雷韦
Jacques Prevert
法国著名诗人

你可能知道《路加福音》(l'évangile selon Luc)中关于好心的撒玛利亚人的寓言。

耶稣回答说:"有一个人在路上行走,却落在强盗手中。他们剥去他的衣裳,把他打个半死,就丢下他走了。偶然有一个祭司路过这条路,看见他,就从那边过去了。又有一个利未人来到这地方,看见他,也照样从那边过去了。惟有一个撒玛利亚人行路来到那里,看见他,就动了慈心,上前用油和酒倒在他的伤口处,包裹好了,扶他骑上自己的牲口,带到店里去照应他。"

别人的痛苦并没有以同样的方式影响到我们,为什么撒玛利亚人原意停下来帮助那个处于危险中的人,作为宗教人物的祭司和利未人路过却视而不见?是什么原因阻碍了他们做善事?

两千年后,普林斯顿大学心理学研究人员约翰·M.达利(John M. Darley)和丹尼尔·巴特森(Daniel Batson)试图回答这个问题,以确定哪些背景因素会影响人们的动机和倾向,进而影响他们的行为。他们决定招募神学院的学生来完成实验,没有什么比虔诚的修道士更适合测试福音寓言了!

这两位研究人员让学生们相信他们将参加一项关于教育和宗教职业的研究。他们要求每个人准备一个几分钟的简短演讲，讲述好心的撒玛利亚人的寓言或者他们进入神学院学习的原因。随后巴特森和达利告诉他们，由于大楼里空间有限，在准备好演讲内容后，他们将前往校园另一侧的翼楼，在那里给一群学生做演讲。此时，一个扮演"受害者"角色的演员正躺在两栋楼之间的院子里，参与者在前往另一侧翼楼时能看到他。

在此之前，神学院的学生们被分成两组。第一组的学生必须在赶往另一侧翼楼之前尽快准备好他们的演讲内容，第二组学生则没有时间限制。实验结果显示，当他们穿过院子时，第一组只有10%的学生停下来帮助受害者，而第二组则有63%的学生去帮助受害者。

时间因素比其他因素更重要。时间似乎比道德带来的压力更大，它阻止了第一组学生对受害者产生同情。达利和巴特森指出，当他们要求第一组学生加快速度别迟到时，有些学生甚至会忽略受害者以便更快地到达演讲地点。也许从这个好心的撒玛利亚人的寓言中，我们可以学到的教训是祭司和利未人也许只是太匆忙了……

可见，环境对我们的决策乃至心理活动（同理心、同情心……）都有很大的影响。天气、时间或我们"内在"的情况（满足、疲劳、愤怒、恐惧……）改变了我们为人处世的方式。如果我们知道有人可以帮助处于危险中的人但没有这样去做时，我们的第一反应不会说："这个人没有采取行动，可能是因为下雨了。"而是说："多么糟糕的人。"

当事情与我们自己无关时，我们讲故事的大脑往往会高估他人的责任并低估情境的影响。

但是，我们有时也会做不到我们应该做的事，甚至在试图摆脱责任时做出一些见不得人的行为。如果在高速公路上一辆车突然超车，我们会咆哮："什么司机，这样开车很危险，真不负责任！"但是，如果我们上班要迟到了并以同样的方式超车，我们往往会想："没关系，我很着急，仅此一次……"

我们通过别人的行为来判断他人，但我们倾向于根据意图来判断自己，因为我们可以理解自己的意图。

我们对他人的这种判断水准的差异是基本的归因偏见，它是我们所有社交活动的核心，也是前文提到的许多其他偏见的基础。

斯坦福大学教授李·罗斯（Lee Ross）指出这种双重标准的判断方式造成了我们互动方式的失衡：我们善于指出他人的责任（"他没有营救受害者，真是个懦夫"），但当涉及自身时我们强调背景（"那不是我的错，当时在下雨"），我们不断地试图指责对方并推卸我们的责任，并自然地倾向认为一切都应该是别人的错，而不是我们自己的错。

**默认选择**

外部因素往往会影响我们的选择。在某些情况下，它似乎为我们做出了默认选择。作为公民，我们经常在不知情的情况下面对这一问题，而其社会后果有时是巨大的。

两位心理学研究人员埃里克·约翰逊（Eric Johnson）和丹尼尔·G.戈尔茨坦（Daniel G.Goldstein）对器官捐献的情况以及人们是否愿意捐献器官的原因进行了专项研究。不同国家捐赠者比率差异很大：在丹麦只有

4.25%的居民是捐赠者，而在瑞典这一比例为85.9%。然而，这两个国家在文化和社会层面上都很接近。德国（12%的器官捐赠者）和奥地利（99.98%的器官捐赠者）也是如此，这两个国家从政治和社会的角度来看也相当接近。这种差异可以用各国的默认选择来解释。德国人和丹麦人不会自动成为器官捐赠者，如果他们愿意就必须主动在名单上登记。相比之下，瑞典人和奥地利人会被默认为器官捐赠者，如果他们不愿意就必须报告。大多数瑞典人和奥地利人没有报告不愿成为器官捐赠者，而大多数德国人和丹麦人没有申请不会成为器官捐赠者。

双方都表现出同样的惰性，但其对医疗和社会造成的影响却截然相反。2018年1月，德国器官捐献者数量降至最低水平，等待移植的德国患者需要依赖其他欧盟国家。然而，我们能把这场危机归咎于德国公民吗？瑞典人和奥地利人更无私吗？答案是"不是"。行政背景，而不是每个公民的个人意愿决定了这些国家的捐赠者比率。

如果你问一个德国人或一个瑞典人他是不是器官捐赠者，他可能会回答说不知道。我们通常意识不到那些已为我们做出的选择,不仅仅是在国家默认选择的背景下。

很多网站在给用户的发送表单中预先勾选某些选项。例如,我们有时发现自己在不知情的情况下购买了旅行取消保险,没有打印机却收到推荐墨盒的简讯,或者在我们免费试用一个月后支付了亚马逊Prime会员的订阅费用。面对不断增多的可疑操作,2014年欧洲通过了一项法律以谴责互联网上的自动预售。在法国,《阿蒙法》[1](la loi Hamon)强化了管制措施:无视法律继续如此经营的网站将面临重罚,2019年1月22日,法国数据保护机构(法国国家信息自由委员会,CNIL)以滥用用户信任为由,对谷歌处以5000万欧元的罚款。谷歌在没有明确征得用户同意的情况下使用了用户数据,针对"你同意谷歌使用你的个人数据吗?",这个问题的选项中,"我同意"一项被事先勾选,此项内容淹没在大量行话且难以辨认的一般使用条款中。

我们没有意识到:默认选择无处不在。

如果我们想知道某人是用手机还是用电脑给我

---

[1] 《阿蒙法》,即法国的消费法。——译者注

们写信，我们只需要查看他发送给我们的每条消息的首字母。如果他用手机写信，首字母大写的可能性要大得多，因为大多数智能手机默认为句子的首字母大写。如果他在电脑上写信，首字母更有可能是小写的。即使在日常琐事中，我们也不总是面临自由而有意识的选择。

**轻推：当正确的决定在你耳边低语时**

默认选择在我们的生活中涌现并不是从互联网开始的。20世纪90年代，阿姆斯特丹史基浦机场的清洁工阿德·基布姆（Aad Kieboom）和乔斯·范·贝达夫（Jos Van Bedaf）注意到男性在小便时难以瞄准，这大大增加了他们的工作量。

有一天，他们在其中一个小便池里贴了一张苍蝇贴纸，想知道用户是否会试图瞄准苍蝇，测试效果不错。于是机场的小便器里都贴了苍蝇贴纸。几个月内，史基浦机场的清洁成本下降了80%。可见，在不知情的情况下影响他人的选择（但不损害他人的利益）可能符合公众的利益。这种方法在英语中被称为"nudge"

(轻推)，这是一种无意识的心理激励，为了公众的利益，它会温和地影响人们的行为。

涉及道路安全时，有关部门有时使用"轻推"来促使司机们在道路上更负责任地驾驶。在芝加哥，一条风景怡人的峭壁公路上有一个危险的弯道。面对越来越多的事故，市政当局决定在道路上涂上白色的条带，越靠近弯道，条带越密集。这会给司机带来一种速度感，从而驱使他们减速。这种简单的视错觉使该地点的事故率降低了36%。自2018年6月26日起，巴黎14区的一些街道被人们粉刷，3D人行横道，采用的是同样的方法，这给司机带来了一种物理上的障碍感，迫使他们比在传统的人行横道上进一步放慢速度。

其他"轻推"方式也使用默认选择。为了鼓励我们更加环保，超市不再默认提供塑料袋。

在英国，政府修改了器官捐献网站的页面，增加了这样一句话："每天有成千上万的人看到这个页面并决定注册。"这一做法利用的就是公众的一致意愿，如果成千上万的人注册，那其他人也想这样做。捐赠者登记率在一年内从2.3%增加到3.2%，即增加了96 000

名会员。

在法国,"软激励"正在取得进展:在公共转型部委间理事会(DITP)内成立了一个应用于公共政策的行为科学部门。随后,在里昂,地铁的楼梯被涂上了颜色,以鼓励乘客走楼梯而不是坐自动扶梯,从而可以多做运动。在南特,街头艺术家们绘制了分类垃圾箱,让居民意识到对生活垃圾进行分类的必要。

这是一种以较低成本让大家做出更多具有公民意识行为的激励方式。然而应该指出的是,有证据表明当人们意识到或习惯它时,"轻推"的效果会减弱甚至消失。

**社会环境的影响**

我们的行为显然会受他人的影响,即使这通常是无意识的。对社会信号的过度敏感塑造并制约着我们。为了能够生活在一起,分享共同的价值观和欢乐的时刻,为了将我们组织成集体、城市和国家,我们需要意识到别人发出的信号。

我们对音乐或食物的品味,我们的宗教信仰,我们儿时的朋友，我们喜欢的颜色，我们支持的足球队，我们所属的政党，以及我们人格上的许多其他特征，在很大程度上取决于我们在哪里出生，在哪里长大，以及我们周围人的社会状况。这就是我们所说的社会环境。那些我们没有选择并导致我们拥有这样的品位、确定性和信仰的因素。换句话说，就是我们的文化。

## 社会从众

社会从众是一种集体动力，它有时会促使我们通过模仿而不是出于信念或真正的愿望而采取行动。

我想告诉你们一件关于社会从众心理的个人趣事。当我还是个孩子的时候，我们在学校里玩游戏。每个班大约有31名学生\*。我们中有十几个人约好同时看天花板，其他学生没有意识到我们的小把戏，他们也模仿我们仰望天花板。其实天花板上什么也没

---

\* 你可能会觉得31是一个精确的数字，而如果我说"大约30"，你会觉得这是一个可能的近似值。然而，这通常是一种偏见，31和30或25一样都是一个粗略的估计。事实上，说"我13分钟后到"并不比说"我10分钟后到"更准确，给人不同印象是因为我们倾向于在近似时更多地使用"四舍五入"的数字。

有，但看到每个人(甚至包括老师)都中招真是太有趣了！预先协调的社会信号会影响他人的行为，因为模仿的需要深深植根于我们的内心，早在童年时就已经表现出来了。

社会心理学先驱所罗门·阿施(Solomon Asch)在1951年进行了一项实验，试图证明即使在一项简单的感知任务(即对我们面前的事物进行评估)中，集体动力也会影响个人。为了做到这一点，他召集了一些学生，首先向他们展示了一张标有一个线条的卡片，然后是一张标有三个明显不同长短线条的卡片。

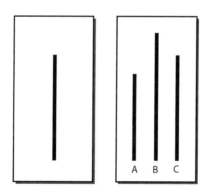

他让学生们从第二张卡片上的三个线条中找出哪一条与第一张卡片上的线条相匹配。这项任务很容易

完成（这是有意为之的），每个人都必须轮流在小组成员面前给出答案。除了一个"真正的"被试者，其他学生都暗暗知道这是一个实验。"假"参与者被要求每次给出相同的答案，无论对错。

在阿施让他们进行的18次测试中，"假"参与者被要求有12次给出错误的回答的机会，结果显示"真正的"被试者，几乎在给出错误答案的比例是40%，对于这样一种简单的测试来说，这个错误率很高。为了进行对比，阿施让另一个"参照组"的学生做了同样的测试：答案的正确率是99%。可见，集体压力很容易导致我们在简单的测试中出错。

你们肯定听过这样的批评"人是羊，他们不能独立思考，他们希望别人为他们思考……"一般来说，这样的批评是由一定社会阶层的人提出的，且这种观点在那个阶层非常普遍。因此，这种对从众的批评也不过是一种从众表现罢了，提出批评的人自己也没有意识到这点。

20世纪最著名的社会心理学家之一斯坦利·米尔格拉姆(Stanley Milgram)强调了社会从众的重要性。为了确定人们在公认合法的权威面前失去判断力的程度，米尔格拉姆召集了一群男人和女人。在他们前面有一个男人,他坐在椅子上,身体上绑有电极。他是个"演员",但参与者并不知道。在参与者拿到一个触发电击的遥控器后,米尔格拉姆要求参与者电击"演员","演员"假装每次电击都极度疼痛,并且越来越痛苦。米尔格拉姆接着解释说,随着实验的进行,电压也在增加。在大多数情况下,参与者会继续按遥控器,即使伏特数高到足以导致人死亡。

该实验在2010年3月法国2台播出的一档名为《死亡游戏》(*Le Jeu de la mort* 或 *Zone Xtrême*)的电视节目中被再现。这次,参与者被狂热的观众包围,并从每次发送的电击中谋利。在主持人、权威人物和观众的支持下,参与者继续按遥控器,不是因为他们是虐待狂,也不是因为他们不人道,而是因为环境鼓励他们这样做。结果显示,有81%的参与者可能导致他们前面的人死亡。

我们使用米尔格拉姆的例子和他之后的实验,是因为它们相对来说是众所周知的,并显示出对人类行为有令人担忧的影响的背景因素,但应该指出的是,这些结果在心理学家中颇具争议,服从权威这个观点有些夸张。人们比米尔格拉姆的实验所预计的更有可能抵制权威。

最近的研究表明,大部分参与者似乎内心深处都知道这是一个实验,认为面对他们的人并没有真正的死亡危险。

我们可能会被社会从众的无意识意愿所蒙蔽,但在某些情况下,顺从集体的选择是理性的,甚至在进化上是有利的。例如,第4章中提到的传染性压力就是这种情况。压力是一种很容易传播的社会信号,它使我们能够对危险做出反应,即使危险没有直接出现在我们面前。如果我看到一群人在街上奔跑却不知道为什么,那么对我来说,别人都在逃离危险,我朝同一个方向跑比不跑而让自己处于危险之中要明智得多。

除了安全方面,社会从众还增强了人与人之间的凝聚力。比如2012年韩国流行音乐舞蹈《江南Style》(Gangnam Style),或者从未过时的西班牙歌曲《玛卡雷娜》(Macarena)[1],它们像野火一样在全球蔓延开来。在欧洲、

---

**1** 《Macarena》(玛卡雷娜)是西班牙二重唱,世界上最成功的拉丁音乐(Latin)唱片,全球销量超过了1千万张。——译者注

亚洲、美洲，每个人都以同样的方式随着这些节拍跳舞，这有助于加强我们拥有同一个世界的感觉，而这种想法是流行文化起源的基础。一些重大体育赛事也可以将人们聚集在一起，如2018年7月15日法国足球队的胜利为法国的国家凝聚力带来了巨大的动力。世界杯伊始，墨西哥队在对阵德国队的比赛中破门得分，墨西哥地震学家甚至探测到了墨西哥球迷欢呼雀跃引发的人为"地震"。

阿根廷研究人员华金·纳瓦加斯（Joaquin Navajas）对集体智慧的问题很感兴趣，他让一个由5180人组成的集体回答了一系列常识性的问题：埃菲尔铁塔的高度、墨西哥的人口、巴西的面积……实验分三个阶段进行。首先，他们必须单独回答这些问题。接下来他们被要求五人一组聚在一起讨论几分钟并形成统一的答案。最后，实验人员让他们重新考虑他们最初的回答。五人小组的答案比所有参与者的答案之和更准确。因此，组成决策小组的人数是决定结果准确性的一个重要因素。人数越多，我们的答案就越不准确。但如果我们组成小型智库，其思考将比我们独立思考更加深刻入理。

社会环境影响着我们的决定，尤其是当这种社会压力没有被识别出来的时候。也许你在大城市的旅游区看到过猜球赌博。当你经过一个猜球赌博的摊位时，你会看到摊主在独自玩他的杯子和球。好奇的人经过他的摊位，有时会停下来观看或玩一把。不过，观众中有三四个人实际上是摊主的同伙。他们的工作是创造一种社会从众感，这会让你也想停下来玩。你会花一些时间看这个游戏，看到你周围的人（同伙）很容易赢钱，你会觉得赢钱很容易，你也可以。然后摊主开始诱导你，制造一个虚假的共谋联系。例如，他会以一种不太明显的方式向你示意球的位置，此时，他的一个同伙正在玩，为了刺激你的情绪反应，这个同伙会故意输掉，这会让你产生这样的想法："他怎么这么愚蠢，很明显球在那个杯子下。"看到你上钩了，摊主会用免费试玩来引诱你并让你赢，然后告诉你，如果下赌注，你就会赢得200欧元，这会让你陷入失调。为了减少失调，你必须下注，但你几乎没有赢的机会：赌局被操纵，摊主有几十种方法让你输。很快你就会发现钱包空了，如果你偶然遇到一个猜球赌博的摊位，看看它——当你解码它的时候会很有趣——但是不要以为你能赢,你肯定会输!

当我们在别人的注视下与他人互动时,我们会感觉到一种无意识的社会压力,这种压力有时会迫使我们不顾常识地采取行动。

**集体效应和(不)作为**

一位患者曾向我讲述了她白天在巴黎乘坐公交车时遭遇的一次痛苦经历。公交车是半满的,后面的家庭区是空的。她在那里坐了下来。三个男人上前围着她。他们先是取笑她,开两三个低俗的玩笑,然后在众目睽睽下对她进行肢体骚扰。这名年轻女子提高了声调:"别碰我!"其中一个男人抓住她的手提包,冲她大喊:"告诉我袋子里装的是什么?"而另一名男子则公然摸她的大腿说:"你害怕了,是不是?"这位年轻女子吓坏了,在下一站逃走了。当车门关上时,她听到他们在喊:"婊子!"她告诉我让她印象最深的是什么:"我坐公交车而不是地铁,是因为我知道在地铁里,如果我出了什么事,没人会动一下手指。在公交车上有一位司机,人们离我更近,然而,我所能看到的是所有乘客尴尬的冷漠,尽管他们都目睹了这一情景。"

听到这个故事,我们中的许多人可能会想:"如果我处在他们的位置,我就会做一些事情。"也许这是真的。然而,你的实际行动很有可能并不取决于情况的严重性,而是取决于事发现场的人数。

美国心理学家约翰·达利(John Darley)和比伯·拉坦纳(Bibb Latane)已经证明,事故或袭击发生时在场的人数与现场目击者的作为或不作为之间存在相关性。在公共场所进行癫痫发作的模拟实验后,他们发现,如果在事发现场只有自己一个人,85%的过路人会帮助受害者。如果现场还有另外一个人,62%的过路人会施救。如果现场有四个人以上,只有31%的过路人会施救。在场人数越多,目击者的行动就越少,因为他们觉得自己不用像独自一人那样需要承担责任,一切都取决于他人。这种机制被称为责任分散。我认为其他人会采取行动,但其他人和我的想法一样,所以最终没有人会采取行动。

巴黎已经开展了交通宣传活动,让每个人都意识到他们的个人责任。2018年3月巴黎大众运输公司在巴黎公交车和地铁上发起了反骚扰海报活动,从那时起会定期发布这样的信息:"如果你是骚扰的受害者或目击者,请发短信至31177或拨打3117。"

**团结的纽带**

这些集体动力可能会导致懦弱,但也会促使人们团结。事实上,有时一个人的行动就足以产生集体动力。

2015年在黎巴嫩,一场"垃圾危机"持续了几个月,没有人做出回应。有一天,一小群约15名的年轻人带着横幅和标语牌坐在议会门前,表达他们的不满。很快,数百人加入了他们的行列,最终,数千名示威者走上街头。对于一个拥有400万人口的国家来说,这是该国历史上规模最大的独立民众运动之一,而它却是由极少数公民发起的。

正是这种机制导致了具有历史意义的大规模民众起义。最近发生的一次此类事件是"阿拉伯之春"运动。2010年12月,26岁的突尼斯街头小贩穆罕默德·布亚齐兹(Mohamed Bouazizi)的货物被警察没收,这个警察曾殴打过他。在一次次人生受挫后,这是压倒他的最后一次打击。他来自一个非常贫穷的家庭,为了养活他的兄弟姐妹,不得不在高中的最后一年辍学。在失业多年并面临突尼斯就业难的情况下,他开始流动售卖水果和蔬菜。他是警察多次骚扰的受害者,因无法支付罚款,于2010年12月17日在西迪·布济德省(Sidi Bouzid)警察局前自焚。

大部分突尼斯人再也无法忍受警察每天的骚扰,而警察则象征着本·阿里总统23年的独裁统治,这种孤立个体的绝望和抗议行为引发了一场全国性的起义。几天后,成千上万的突尼斯人加入了送葬队伍。几周后,本·阿里总统逃离该国,突尼斯政权垮台。阿拉伯国家的起义随后蔓延到埃及、利比亚和叙利亚。

在较小的范围内，我们还可以以法国的"黄马甲"运动为例。2018年10月10日，卡车司机埃里克·杜洛埃 (Éric Drouet) 在Facebook上发起了一项活动，呼吁人们抗议政府宣布的燃油价格上涨。三天后，普里西拉利亚·卢多斯基 (Priscilla Ludosky) 在网上发起了一项请愿活动，呼吁降低汽油价格。很快，数以万计的支持者 (一个月内有110万人) 签了名，成千上万人走上街头，占领环形交叉路口，发出抗议的声音。该运动甚至跨越国界，在一些国家 (特别是意大利和英国)，黄马甲已经成为对贫困及购买力下降的抗议和愤怒的象征。

# 10

## 提高思维灵活性的工具箱

思考,是一种优雅地表达
"改变主意"的方式。

*《神秘博士》*
*Doctor Who*

没有什么神奇的方法可以绕过大脑给我们设置的陷阱，也没有简单直接的解决方案可以让我们不抱有偏见。但是我们可以通过研究触发偏见的机制来尝试抵消偏见的负面影响。这里有一些实用的建议，告诉我们当大脑欺骗我们时如何做出反应*。

**超越我们的自动思维**

人类的大脑自然地产生自发的思想、情感和行为，心理学家称之为启发式，它使我们能够在一个过于复杂而无法理解其所有细微差别的世界中不断进化。在启发式的基础上叠加二次思维，它就像我们思想之上的思想，通过我们头脑中的一个细小声音表达出来，这就是元认知。在我们认为自己是某些认知偏见的受害者的情况下，我们可以对元认知采取行动。

想象一下这样的情况：维克多（Victor）是一个善妒的男人，嫉妒毁掉了他的生活。当他认为女朋友对自己不忠时会产生压力反应。女朋友没有立即接听他的来电时，他的第一反应是告诉自己她在欺骗他。一个

---

\* 随着这些研究的进展，Chiasma.co团体网站将定期更新这些实用的建议。

内心的声音对他说:"她肯定是在欺骗你。"这个想法强化了他的最初想法,并促使他越来越频繁地给女朋友打电话。每一个无人接听的电话都将进一步证明女朋友不忠这一想法。在这种情况下,元认知强化了他最初的想法,使情况更加复杂:这是一个恶性循环。

我们不能直接控制我们最初的想法,因为它们自动生成的速度太快了,但我们有可能对元认知采取行动。控制元认知的目的是使有害的自动想法失去合理性。一方面,我们不必为最初的想法感到自责或认为这是自身固有的,没有人会主动选择嫉妒、贪婪、小气,另一方面,我们可以且必须对我们的元认知采取行动。这就是为什么我们需要学会识别最初且自动的想法和情绪,然后使最初的想法和元认知之间保持距离。元认知不应再强化最初的想法。假设维克多经历了与嫉妒情况相关的元认知学习,那么当他的电话被女朋友挂断,自动思维由内心一个细小的声音触发时("她肯定是在欺骗你"),他不会任由元认知说话,而是用另一段内心独白来质疑这个细小的声音:"她可能在地铁里,在朋友家,或者在和她妈妈聊天,她稍后会给我回电话。"这将缓解与嫉妒相关的生理压力和应激反应。维克多降低了最初想法对他的影响,自身情绪得到了稳定,从而能够轻松放下手机,回归工作。通过重复这些元认知控制练习,维克多的思维变得更加灵活,他病态的嫉妒更有可能被治愈。

元认知控制技术越来越多地被用作临床心理学的治疗工具。我也用这种技术治疗我的病人。我们还可以通过其他方法使元认知控制更有效。心理教育与元认知控制非常相似,它让患者清晰地了解大脑中的心理机制。心理教育技术的目的是帮助患有心理疾病的人更好地了解导致他们恐惧和焦虑的心理机制,从而制订自己的解决方案。我最近接待了一个患有强迫症(DOC)的年轻人。对他来说,任何不完美的东西都是痛苦的根源。他跟我说,他会注意一些正常人注意不到的东西(例如,一个物体没有完全归位,玻璃上有一点石灰的痕迹……)这在他身上引发了可怕的焦虑,甚至有死亡的冲动。我向我的病人解释说,他有一种完全二元的世界观:对他来说,任何不完美的东西都是毫无价值的。我建议他在每次感到危机即将来临时,都要记住他的焦虑源于这种二元思维。虽然这种方法本身并不能治愈他的强迫症，但其目的是改善他对引发自身焦虑的想法的处理方式。

如果你患有心理疾病，如强迫症或社交恐惧症，或者有消极的想法或情绪，面对由此产生的元认知，你需要通过以下三个基本问题去质疑它。

- 自动想法基于哪些具体要素？
- 这种想法或情绪是循环和没有结果的吗，它会时不时地把你困在一个恶性循环中吗？
- 如果朋友与你分享这样的想法，你会给他们什么建议？

当你遇到焦虑的情况时，这种质疑会逐渐让你后退，并最终限制有害的自动想法出现。

**衡量我们的知识范围**

通过推测和简化的运行方式，我们的大脑可能会让我们犯错，尤其是我们通常对大多数学科只有部分信息和非常有限的知识。然而，我们愿意相信我们的信仰和观点是合理的，因为犯错是令人不快的。

为了确定我们对自己有信心，我们将重点放在为什么我们会有某种观点，而不是观点本身。这将使我们更容易根据收到的新信息重新评估我们的观点，而不是依附于有问题的观点。我们还可以对我们的信念和观点——包括我们长期持有的和我们最近获得的——赋予信心指数。我们可以为自己某一学科内掌握的知识多少赋予一个信心指数。信心指数帮助我们通过渐进的思维方式（我知道很多/我知道很少）而不是二元的思维方式（我知道/我不知道）来知晓什么时候该怀疑自己，什么时候可以相信自己。

天文学家卡尔·萨根（Carl Sagan）在他的著作《魔鬼出没的世界》（*The Demon-Haunted World*）中，设置了一个功能强大的工具箱，用来评估我们收到的可疑信息的可靠性。我和来自视交叉协会（Chiasma）的同事们一起从这件事中得到了很多灵感，在竞选期间制作了一本建议指南，以应对选举期间的各种能言巧辩。当然，这个指南在选举之外也是有效的。

建议1：**警惕人身攻击**，即仅根据某人的头衔或地位而对其进行攻击。2017年，在与埃马纽埃尔·马克龙（Emmanuel Macron）的两轮辩论中，玛丽娜·勒庞（Marine

Le Pen)大肆使用人身攻击：在指责马克龙的竞选方案之前，勒庞攻击他是"体制和精英阶层的特权小孩""小奥朗德""野蛮全球化的候选人"等，唐纳德·特朗普也经常使用同样的方法。2016年，特朗普在推特上攻击自己阵营中最严厉的反对者之一米特·罗姆尼(Mitt Romney)，说他走路像一只大笨鸟"(like a big dumb bird)！

建议2：怀疑权威观点。当一个人强调他的级别、职位或职业时，我们仍然将其当作普通人来研究其论点的依据。1970年，理查德·尼克松(Richard Nixon)在其第一个任期结束时，承诺将结束备受诟病的越南战争，从而赢得了美国选民的支持，但他没有解释打算如何结束这场战争。他利用自己的总统身份说服美国人投票给他，而美国对越南的轰炸升级与他的竞选承诺背道而驰。

建议3：找出错误类比，即对两件事或两种情况进行类比而提出论点，但这两件事或两种情况之间几乎没有共同点，所以它们的类比是不合理的。例如，在2017年法国总统选举期间，让－吕克·梅朗雄(Jean-Luc Mélenchon)宣称："我不赞成为每家公司制定劳动法，就像我不赞成为每条街道制定公路法一样。"这个类比很吸引人,但不要忘记,公路法和劳动法之间基本上没有太大关系。

建议4:不要感情用事。例如,今天在法国,我们无限开放边境以包容整个世界的苦难,而同时有数百万法国人失业或生活在贫困线以下……这个论点的目的是通过激起民众强烈的情绪(通常是恐惧或愤怒)以触发本能反应。在没有事实依据的情况下,这种反应会导致人们更易相信某些观点。

建议5:选择科学证据而非轶事证据,后者从孤立的事实或例子中得出总体结论。例如:"战争视频游戏应该被禁止,因为有个学生在玩游戏后袭击了他的同学。"这句话没有考虑到所有其他玩过同一游戏而没有攻击同龄人的青少年。此外,这句话也并未解释玩暴力游戏与攻击其他青少年之间的因果联系。

建议6:避免等值错误。例如,一个政客滥用职权并不意味着所有的政治权威人物都是"腐败的"。细微差别是存在的。

## 使用这些工具来应对虚假信息

翁贝托·艾柯（Umberto Eco）在他最近的一篇专栏文章中写道："在过去，一个错误的想法如果无人关注就会走向消亡，而今天，它会像燎原野火一样影响更多的人。"剑桥大学教授锡南·阿拉尔（Sinan Aral）给出了相关数据。2018年，他在《科学杂志》（Science Magazine）上发表的一篇文章中报告说，麻省理工大学追踪了12.8万条网络信息，其中一半是假的，一半是真的。在分析这项研究的结果时，他发现虚假信息的传播速度是真实信息的6倍——简单、耸人听闻、令人厌恶和惊讶——这些特点是人们点击虚假新闻的助推剂。

2017年8月，印度班达地区爆发骚乱，起因是一条通过WhatsApp应用程序发出的信息。一名14岁的女孩在谒师所的当地市场被一名警卫袭击。这条消息在两天内迅速传播，导致锡克教社区和印度教社区之间发生暴力冲突。暴力本来是可以避免的，因为引发暴力的信息是错误的。同样在印度，2017年5月，因WhatsApp上散布的一条绑架儿童的谣言，7名男子在恰尔肯德邦被处以私刑并被殴打致死。两个月前，在社交网络上被误认为在商店行窃的两名男子也遭遇了同样的命运。面对这种激增的暴力事件,印度政府有时会部分切断互联网(仅影响聊天应用程序),有时会完全切断。2016年1月至2018年5月,印度共断网154次,是全球切断互联网次数最多的国家,远远超过巴基斯坦(19次)、伊拉克(8次)和叙利亚(8次)等国家。

虚假信息像流行病的病毒一样传播。英国研究人员戈登·彭尼库克(Gordon Pennycook)想要从个人层面找到突破口,以尽可能地避免人们被虚假信息影响并在无意中传播虚假信息。他召集了一群没有强烈政治观点的互联网用户,向他们展示了一系列有关政治和社会的文章,其中散布着各种虚假信息。他把参与者分成两组。对于第一组,他除了让参与者确定哪些信息是真实的以外,没有给出其他指示。参与者可以使用电脑,但他没有明确建议他们使用它。对于第二组,他要求参与者在回答之前要退后一步并仔细思考,还告诉他们有一台电脑可以用来检查这些文章的真实性。其目的是让第二组参与者实施一种元认知控制,以防止他们相信自己最初和自动的想法。

结果显示,第二组中有更多的参与者发现了虚假信息。通过实施元认知控制进行分析推理,第二组参与者能够超越直觉,识破虚假信息看起来真实、巧妙的表述。第一组参与者没有政治信仰,却更容易成为虚假信息的受害者。彭尼库克称这一群体为"无党派的懒人":懒惰又没立场。在一个人人都能轻松快速地获取大量信息的世界里,这种懒惰会导致错误。为了减少被虚假信息伤害的可能,我们必须少一点懒惰,少一点被动,多一点怀疑,愿意通过可靠的渠道对消息来源进行核实。

斯坦福大学的研究人员萨姆·温伯格(Sam Wineburg)和萨拉·麦格鲁(Sarah McGrew)将普通的互联网用户和专业的事实核查人员(fact-checkers)聚集在一起,以证明阅读网页的方式有好有坏。两名研究人员要求所有参与者阅读同一页面,然后问他们认为这些信息是正确的还是错误的。他们观察到,不知情的普通用户倾向于从上到下阅读页面,而不去检查他们所看内容的真实性,而事实核查人员在发现可疑信息时,会系统地打开多个索引页面。在实验结束时,他们发现事实核查人员几乎标出了全部的虚假信息,而普通用户几乎什么都没发现。因此,我们应该始终倾向于横向阅读而不是纵向阅读模式，换句话说，不要在页面前保持被动，而要打开其他页面进行核实。

## 当Google和Facebook对抗虚假信息时

事实核查工作(fack-checking)漫长且成本高昂，面对大量传播的信息，主流媒体的事实核查人员很快就变成了西西弗斯(Sisyphe)，每天把石头推上山，石头在待核查新信息的重压下又滚下来。为了帮助这些事实核查人员工作，Google、WhatsApp、Twitter和Facebook正在开发一种"信任指数"，该指数将以图标的形式显示信息来源的可靠性。该项目被称为信任项目(Trust Project)。这些社交网络是虚假信息的主要传播场所。污染源的载体能否同时提供补救措施？

我们可能会认为社交网络不应因其传播责任受到指责，因为它们只是传播渠道。就像管道公司不对其基础设施中循环的水的质量负责一样，Facebook或Twitter也不能对在其网络上流通的虚假信息负责。但是Google和Facebook通过研究我们的搜索内容，也就是分析我们的个人数据，然后给我们发送与我们的信念和兴趣一致的内容,那么它们就是参与了这些内容的创作,不再是仅仅传递数百万信息的"管道",而是可以调整每个水龙头流出什么液体的管道。

2018年3月,《卫报》(The Guardian)、《观察家报》(The Observer)和《纽约时报》(The New York Times)披露,互联网数据分析私营企业——剑桥分析(Cambridge Analytica)通过一项测试从Facebook用户那里收集了数百万条个人数据,这种测试在Facebook上很常见〔例如,你是《哈利·波特》(Harry Potter)中的哪个角色?你在史前时期的名字会是什么?〕。这样的问卷不仅从参与者那里收集了数据,还从他们的Facebook好友那里收集了数据。然而,在丑闻爆发之前,Facebook一直主张对其用户采取透明政策,自2011年以来它承诺一旦用户的数据被利用和传播,就会通知他们。英国第4频道播出了一则拍摄于剑桥分析公司总部的报道,该公司首席执行官亚历山大·尼克斯(Alexander Nix)证实,这些做法包括故意传播虚假信息、监视政治对手,以及利用个人数据来操纵舆论。

然而,当公共当局从国家层面制定打击虚假信息的政策时,又往往会限制新闻自由。在法国,马克龙总统表示他打算建立一个监督记者的机构及一个"新闻道德委员会"，该委员会的职权范围尚不明确，可能会对新闻自由构成真正的威胁。政府应该发挥作用争取提高Twitter和Facebook的透明度，使更多的个人数据在线可追溯，特别是让每个公民都可以访问他的个人数据，控制使用并能够自由删除这些数据。

与此同时，我们别无选择，只能尽可能多地应用信任指数技术对使用的信息修修补补，但这一技术可能需要一个漫长的学习阶段。在心理教育治疗中，我们必须与我们的成年患者一起工作几个月，然后他们才能评估对自己的意见和信念的信心。越早学习批判性思维，这个过程就会越快。研究人员已经开发了学习批判性思维的手册，即在任何信息面前都应该采取理智的态度，仔细检查、记录和验证之后，再确定信息的真实性。从小学到高中，批判性思维课程围绕几个主题组织：如何进行观察和解释；如何确定不同事件或机制的原因和影响；如何评估文本、图像或视频中的信息来源和内容的可靠性；如何就科学或社会问题进行辩论。这种关于发展批判性思维的深入学习是被认知科学家一致推崇的少数几个关键方法之一，能够帮助我们应对虚假信息的挑战。

# 结论

## 找到现实的共同基础

派别思想一直存在，总是有左派和右派，专制的父母和放任的父母，自由的夫妻和传统的夫妻，勤奋的人和懒散的人，乐观主义者和悲观主义者……在数字时代之前，尽管政治或社会立场是对立的，但它们都基于共同的现实基础。我们共享同一个世界，只是我们在如何生活的问题上存在分歧。今天的情况不同了。唐纳德·特朗普在2018年11月的一条推文中说："严寒都创纪录了。全球变暖了吗？在哪里？"他把气象学和气候混为一谈。这条推文得到了成千上万人的点赞，这些人支持一种"替代现实"——特朗普团队开发的一种矛盾形容法——在这种替代现实中全球变暖是不存在的。我们生活的世界已经变成了一个已被验证的事实和错误的信念平等对待的世界。

我们越是通过社交网络来局限自己，我们的身份就越带有与我们互动的群体的色彩，我们将逐渐被引导拒绝任何不和谐的声音。这种机制导致社会的公社化，并有撕裂社会结构的危险。这就提出了一个更紧迫的问题："我们有什么共同之处？"我们的第一个共同点是世界，事件的真实性——全球变暖就像我写字的那张桌子一样真实，人类真的在月球上行走过，地球是圆的。否认这些事实就等于剥夺了我们所有的共同点，这使得任何公民身份都变得不合理，使得世界成为一个不适宜居住的空间。随着社会对话变成一系列独白，意见变得激进，社会两极分化，暴力增加。为了重建民主空间，我们必须维护和发展我们共同的现实基础，而要做到这一点，最好的工具是怀疑，一种建设性的、自我导向的怀疑，而不是转向他人的指控性怀疑。

怀疑是一把双刃剑，我们必须学会谨慎使用它。这就是为什么有必要采取细微的怀疑而不是绝对怀疑。为了能够面对世界的复杂性，我们必须在个案的基础上逐步产生怀疑。亨利·庞加莱（Henri Poincaré）曾经说过："怀疑一切或相信一切，是两种同样方便的解决方案，它们都使我们免于思考。"因此，我鼓励大家培养批判性思维，确定什么时候应当怀疑，什么时候可以相信。

当你在思考、相信、判断时，想想大脑的运作机制。如果你觉得你的身体因为某件事而紧张，请稍作怀疑；如果你觉得一种信仰对你来说非常重要，以至于你无法忍受它受到质疑，你就会知道自己在一定程度上被动机推理蒙蔽了双眼，请稍作怀疑；如果你自发地判断某人，问问自己的判断依据什么，回想一下背景，请稍作怀疑。他人的运作机制和你一样，在你明白是什么促使他采取行动之前，尽量保留你的判断。

知道如何在必要时怀疑自己的想法、情感和直觉，会让我们摘掉有色眼镜，重新审视这个世界的所有细微差别和复杂性。通过从我们的确信中后退一步，通过避免我们对他人和情况产生摩尼教[1]的看法，我们为自己提供了一个重新建立联系的机会。让我们每个人都做出努力，共同修补社会结构，恢复对话，再次分享世界。

---

1　摩尼教，是公元3世纪中叶波斯人摩尼（Mani）在拜火教的理论基础上，吸收了基督教、佛教等教义所创的一个世界性宗教。摩尼教主张善与恶的二元论，认为宇宙间充满善与恶、光明与黑暗的斗争。——译者注

# 附录

致谢

没有玛丽亚姆·尚马特（Mariam Chammat）就没有这本书，因为这本书是我们十多年交流、讨论和辩论的成果。我们言语同步，思维共享。感谢若埃勒（Joëlle），没有她就没有现在的我。

感谢纪尧姆·阿拉里（Guillaume Allary）对我文坛首作的信任。我将永远感激我有机会遇到这样一位充满爱心的出版商，他成功地让我所能创作的最好作品面世。我很荣幸成为他的作家圈的一员。

感谢我的编辑路易斯·焦万南杰利（Louise Giovannangeli），她是最棒的。如果我能为这部作品感到自豪，很大程度上要感谢她所做的工作，她提升了文本的质量。非常荣幸与她和阿拉里出版社团队一起工作！

感谢马克·庞德鲁埃尔（Marc Pondruel）陪我度过漫长的工作和吉他之夜。

感谢视交叉协会成员卡米尔·罗齐尔（Camille Rozier）和萨米·阿布（Sami Abboud）。我写书的愿望正是萌发于此。

感谢蒂博·格里辛格（Thibaud Griessinger）在这本书的科学内容方面所提供的专业知识。我们的谈话不仅丰富了这项工作，而且持续不断地丰富着我的思想。

感谢安托万·佩利索罗（Antoine pelissolo），教会我怀疑我的大脑，克服我的知识幻觉，我将感激不尽。

感谢以下的朋友们，我工作正是为了能有更多的时间和他们在一起。迪马（Dima）、希查姆（Hicham）、威斯（Wiss）、格雷斯（Grace）、英克林（Inkling）、卡塔琳娜（Catarina）、查迪（Chadi）、卢卡（Luca）、马格（Mag）、卡里姆（Karim）、马努（Manou）、萨默（Samer）、瓦尔（Val）、埃米利奥（Emileo）、胡安（Juan）、林克（Link）、哈斯（Hass）、雷亚（Réa）、保罗（Paulo）、马可（Marco）、露西（Lucie）、菲利普（Philippe）、艾玛（Emma）、纳迪莫（Nadimo）、安温（Anwyn）、卡米尔（Camil）、埃多（Edo）、泰勒（Teller）、拉赫鲁（Rachlu）、若蒂特（Reddit）、玛丽·萨拉（Marie·Sarah）、夏洛特（Charlotte）、马尼图（Manitou）、

丘维奇(Chewich)、拉亚尔(Layale)、阿克雷(Akram)、特瑞斯(Tetris)、劳伦(Laurene)、丹(Dan)、贾多(Jado)、纳迪姆(Nadim)、雨果(Hugues)、路易丝(Louise)、马尔瓦(Marwa)、赫尔维(Hervé)、克劳德(Claude)、塞尔达(Zelda)、萨米(Sami)、本杰明(Benjamin)、塞丽娜(Célina)、吉塔(Guitta)、马里奥(Mario)、查塔(Chatta)、妮娜(Nana)、尼基(Nicky)、莱娅(Leia)、法拉(Farah)、斯威奇(Switchy)、斯特帕尔(Stepal)。

感谢所有与我交谈过的人，他们对我研究大脑的欺骗做出了贡献。

当然还要感谢我在黎巴嫩的家人：塞利姆(Selim)、伊冯(Yvonne)、西莎(Sissa)和阿杜(Adou)，他们自始至终都支持着我。

谢谢。

# 术语表

**Argument d'autorité　权威观点**

利用自己的等级、地位或职业来说服听众。

**Biais cognitifs　认知偏见**

在做出决定或判断时，我们的大脑没有考虑所有的相关信息进行分析推理，而是采用更省力的方式。认知偏见快速且有用，但也会导致错误的判断。认知偏见的范围越来越广，主要有以下几种。

**Biais d'ancrage　锚定偏见**

倾向于只使用一条信息来判断给定的情况，通常是获取的第一条信息。

**Biais de confirmation　确认偏见**

倾向于关注那些能够证实我们先入为主的想法、观点和信念的信息，拒绝那些反对或与之相矛盾的信息。

**Biais de notoriété　名气偏见**

倾向于认为一个名人的观点比一个不知名专家的观点更有价值。

**Biais de représentativité　代表性偏见**

倾向于根据有限的几个代表性的因素来判断他人或情况。

**Biais de sélection　选择偏见**

在研究一个主题时，倾向于选择某些信息，而无视其他相关信息，导致对该主题形成片面的看法。

**Biais de stéréotypage négatif　负面刻板印象偏见**

倾向于对某一特定类别的人制造和传播其负面刻板印象。

**Biais de surconfiance　过度自信偏见**

倾向于高估我们在某一特定领域内的能力或知识。

**Biais du moment présent    当下偏倚**
倾向于认为近期的事情比遥远的未来更重要。

**Biais fondamental d'attribution    基本归因偏见**
倾向于通过他人的行为而非意图来判断他人，反之，倾向于根据自身的意图而非行为来判断自己。

**Biais négatif d'interprétation    负面解释偏见**
在可以用消极或积极的方式解释的情况下，倾向于选择负面的方式来减少模糊性。

**Cécité au choix    选择失明**
大脑的运行模式阻碍我们记住所做的选择，如果我们被要求说明选择的原因，我们能够在事后进行辩解。

**Confabulation    虚构症**
我们的大脑通过编造故事以弥补记忆缺陷，尤其是在神经系统疾病中。

**Conformité sociale    社会从众**
促使我们采取与一群人（社会阶层、政治团体、家庭圈子等）具有相同行为的态度。

**Connaissances a priori    先验知识**
我们自身拥有的独立于我们的情感体验的知识。这些可能会对我们如何减少情况的模糊性产生影响。

**Contrôle métacognitif    元认知控制**
我们可以在元认知上做工作，以疏远和重新评估我们的自动思维或情绪。

**Diffusion de la responsabilité    责任分散**
一种社会心理学现象，在危机情况下，如果他人在场并且有能力采取行动时，我们对自己的行为或不作为承担较少的责任。

**Dissonance cognitive　认知失调**
当我们怀有与我们的行为相矛盾的想法和观点时，我们会感到精神不适。

**Effet de désinformation　虚假信息效应**
事后收到的信息会影响我们对某一事件记忆的准确性，有时甚至会造成虚假记忆。

**Effet Dunning-Kruger　邓宁 - 克鲁格效应**（也作达克效应）
此效应也被称为过度自信偏见。当我们发现一个新学科而且还获得了初步知识，我们就相信已经掌握了这门学科并对自己的能力充满信心。

**Erreur de la cause unique　单一原因错误**
倾向于认为某一事件只有一个原因，而不是更复杂和多因素的。

**Erreur de la fausse équivalence　等值错误**
将两个有共同之处但性质不同的事物放在一起的错误。

**Erreur de la preuve anecdotique　轶事证据错误**
倾向于将轶事或孤立的信息视为充分的证据，对复杂的问题得出一般性的结论。

**Erreur du raisonnement binaire　二元推理错误**
世界是复杂的，不是非白即黑，通常是灰色的。二元推理就像一个开关，只有一个"开"和一个"关"，客观推理则像调光器一样工作。

**Flexibilité mentale  思维灵活性**
随着我们获得新的信息和新的体验，我们的想法和更新信仰的能力也会发生改变。

**Heuristique  启发式**
在给定的情况下，一些自发的行为或想法尽管是出于推测，但几乎在瞬间取得了良好的结果。

**Homéostasie cognitive  认知内稳态**
一种我们自发寻求的平衡和心理稳定的状态。

**Illusion de profondeur explicative  理解深度错觉**
倾向于高估我们对事物乃至世界的理解能力。

**Image bistable  双稳态图像**
能用两种不同方式解释的模糊图像。也有三稳态或多稳态图像。

**Impuissance acquise  习得性无助**
当我们处于厌恶或反复失败的境地时所产生的行为，使我们相信自己无法改变且注定要忍受发生在我们身上的事情。

**Indice de confiance  信心指数**
对我们的观点和想法给予不同程度信任的做法。目的是摆脱我们对事物的二元观点（我知道/我不知道），采取一种渐进的观点，让我们有更多的余地来改变我们的想法，变得更加开放。

**Inférence  推理**
在推论的基础上进行的智力分析，包括通过几个逻辑步骤在推论的基础上得出结论。

### Infox　虚假信息
用来描述虚假新闻和毫无根据的虚假信息的新术语。

### Locus de contrôle　控制点
评估我们对发生在自己身上的事情的控制能力。如果我们认为发生在我们身上的事情取决于我们自己,我们就有了一个内部控制点。如果我们认为我们的生活只受外部因素支配,并且我们无法控制发生在我们身上的事情,那么我们就有了外部控制点。

### Métacognitions　元认知
是"元"(超越)和"认知"(思想)的组合。它是一种叠加在我们自动思维上的想法,对应于当我们思考某件事时听到的细小的内心声音。

### Nudge　轻推
字面意思是"轻推"。依靠简单杠杆的行为技巧(视错觉、默认选择、社交顺应性……)来鼓励而不是强迫个人采取更文明的行为。

### Pensées automatiques　自动想法
产生得太快而无法直接控制的想法。

### Permanence des objets　物体永恒
意识到我们外部的物体即使我们不再感知它们时也继续存在于空间中。它是人类和动物共有的能力。

### Psychoéducation　心理教育
临床心理学中使用的一种方法,用于解释大脑和心理的功能,以便更好地理解我们的行为、思想和情感是如何形成的。

**Raisonnement analytique　分析推理**

中立地处理我们所掌握的关于某一特定主题的所有信息，而不是预先判断推理将导致什么结论。

**Raisonnement motivé　有动机的推理**

一种推理方式，即只关注证实我们想法的东西，拒绝质疑它们的东西（参见"确认偏见"），然后巩固我们的想法，认为自己的想法是正确的。

**Réduction de l'ambiguïté　减少模糊性**

通常是无意识的和自发的行为，以减少图像或情况的模糊性，从而形成一个严密的世界观。

### Rigidité mentale　心理僵化

当我们收到的新信息不符合我们原有的观点时，拒绝改变和更新我们的观点（与"心理灵活性"相反）。

### Syndrome de l'imposteur　冒充者综合征

一个人倾向于低估自己的真实能力，认为自己永远达不到某一水平。

### Thérapie par l'exposition　暴露疗法

一种将焦虑或恐惧的人暴露在引起其焦虑或恐惧的原因之下，观察他们的情绪、行为和认知反应，并最终帮助他们克服恐惧的技术。

# 参考资料

1. S. L. Macknik, M. King, J. Randi, A. Robbins, Teller, J. Thompson et S. Martinez-Conde, « Attention and awareness in stage magic: turning tricks into research », *Nature Reviews Neuroscience*, 9 (2008), p. 871–879.

2. J. Lehrer « Magic and the Brain: Teller Reveals the Neuroscience of Illusion », *Wired.com* (2009).

3. R. R. Trifiletti, E. H. Syed, « Anton-Babinski Syndrome in a Child with Early-stage Adrenoleukodystrophy », *European Journal of Neurology*, 14, n° 2 (2007).

4. E. F. Loftus et J. C. Palmer, « Reconstruction of auto-mobile destruction: An example of the interaction between language and memory », *Journal of Verbal Learning and Verbal Behavior*, 13, n° 5 (1974), p. 585-589.

5. https://www.innocenceproject.org.

6. E. F. Loftus, J. Coan et J. E. Pickrell, « Manufacturing false memories using bits of reality », in L. M. Reder, *Implicit Memory and Metacognition* (1996).

7. « Grassement payée, la thérapeute faisait remonter de faux souvenirs », *Europe1.fr* (2017).

8. K. Abramson, « Turning Up The Lights On Gaslighting », *Philosophical Perspectives*, 28, n° 1 (2014), p. 1-30.

9. P. Johansson, L. Hall, S. Sikström et A. Olsson, « Failure to detect mismatches between intention and outcome in a simple decision task », *Science*, 310, n° 5745 (2005), p. 116-119.

10. A. Tversky et D. Kahneman, « Judgment under Uncertainty: Heuristics and Biases», *Science*, 185, n° 4157 (1974), p. 1124-1131.

11. A. P. Gregg, N. Mahadevan, C. Sedikides, « The SPOT effect: People spontaneously prefer their own theories », *The Quartely Journal of Experimental Psychology*, 70, n° 6 (2017).

12. *Ibid.*

13. J. Fox, « Instinct Can Beat Analytical Thinking », *Harvard Business Review* (2014).

14. D. E. Melnikoff, J. A. Bargh, « Trends in Cognitive Sciences », *Science Direct*, 22, n ° 4 (2018).

15. D. E. Melnikoff et J. A. Bargh, « The Mythical Number Two », Trends in Cognitive Sciences, 22, n° 4 (2018).

16. B.M. Galla, et A.L. Duckworth, « More than resisting temp-tation: beneficial habits mediate the relationship between self-control and positive life outcomes », *Journal of Personality and Social Psychology*, 109 (2015), p. 508–525.

W. Wood, et D. Rünger, « Psychology of habits », *Annual Review of Psychology*, 37 (2006), p. 289–314.

A. Fishbach, L. Shen, « The explicit and implicit ways of overcoming temptation » in J. W. Sherman, B. Gawronski et Y. Trope (Eds.), *Dual-process theories of the social mind*, Guilford Press, New York (2014) p. 454-467.

**17.** *Ibid.*

**18.** World Bank Group, « World Development Report 2015: Mind, Society, and Behavior », *World Bank* (2015).

**19.** Agence européenne pour la sécurité et la santé au travail – EU-OSHA, « Analyse documentaire : Calcul des coûts du stress et des risques psychosociaux liés au travail », *Publications Office of the European Union*, (2014).

K. H. Pribram, « A Review of Theory in Physiological Psychology », *Annual Review of Psychology*, 11 (1960), p. 1-40.

**20.** E.P. Balogh, B.T. Miller et R.B. Ball, « Improving Diagnosis in Health Care », *National Academies Press*, Washington (2015).

J. Hadwin, S. Frost, C. C. French, A. Richards, « Cognitive processing and trait anxiety in typically developing children: Evidence for an interpretation bias », *Journal of Abnormal Psychology*, 106 n° 3 (1997), p. 486-490.

M. R. Taghavi, A. R. Moradi, H. T. Neshat-Doost, W. Yule et Tim Dalgleish, « Interpretation of ambiguous emotional information in clinically anxious children and adolescents », *Cognition and Emotion*, 14, n° 6 (2010) p. 809-822 (2010).

S. M. Bögels, D. Zigterman, « Dysfunctional Cognitions in Children with Social Phobia, Separation Anxiety Disorder, and Generalized Anxiety Disorder », *Journal of Abnormal Child Psychology*, 28, n° 2 (2000), p. 205-211.

**21.** M. Spokas, R. G. Heimberg, T. Rodebaugh, « Cognitive biases in social phobia », *Psychiatry*, 3, n° 5 (2004), p. 51-55.

**22.** W. S. Gilliam, A. N. Maupin, C. R. Reyes, M. Accavitti et F. Shic, « Do Early Educators' Implicit Biases Regarding Sex and Race Relate to Behavior Expectations and Recommendations of Preschool Expulsions and Suspensions? », Yale University Child Study Center (2016).

**23.** A. Moukheiber, G. Rautureau, F. Perez-Diaz, R. Sous-signan, S. Dubal, R. Jouvent et A. Pelissolo, « Gaze avoidance in social phobia: objective measure and correlates », *Behaviour Research and Therapy*, 48, n° 2 (2010), p. 147-151.

**24.** B.K. Payne, « Weapon Bias : Split-Second Decisions and Unintended Stereotyping », *Current directions in psychological science*, 15, n° 6, p. 291 (2006).

J. Correll, B. Park, C.M. Judd, B. Wittenbrink, « The police officer' s dilemma: using ethnicity to disambiguate potentially threatening individuals », *Journal of Personality and Social Psychology*, 83, n° 6 (2002), p. 1314-29.

**25.** D. Westen, P.S. Blagov, K. Harenski, C. Kilts, S. Hamann, « Neural bases of motivated reasoning: an FMRI study of emotional constraints on partisan political judgment in the 2004 U.S. Presidential election », *Journal of Cognitive Neuroscience*, 18, n° 11 (2006), p. 1947-58.

**26.** J. Haidt, « The Emotional Dog and Its Rational Tail: A Social Intuitionist Approach to Moral Judgment », *Psychological Review*, 108, n° 4 (2001), p. 814-834.

**27.** Y. Cahuzac et S. François, « Les stratégies de communication de la mouvance identitaire. Le cas du Bloc identitaire », *Questions de communication*, 1, n° 23 (2013), p. 275-292.

**28.** C. Dovergne, « Essena O' Neill, reine d' Instagram, raconte l' enfer derrière ses photos parfaites », *Vanity Fair* (2015).

**29.** L. Festinger, « A Theory of cognitive dissonance », *Psychology coll.*, Stanford University Press, Stanford (1957).

**30.** B. Franklin, « The Autobiography of Benjamin Franklin », *Americana coll.*, J.B. Lippincott & Co, Philadelphia (1868), p. 48.

**31.** J. Brehm, « Postdecision Changes in the Desirability of Alternatives », *Journal of Abnormal and Social Psychology*, 52, n° 3 (1956), p. 384-389.

M. Chammar, I. E. Karoui, S. Allali, J. Hagège, K. Lehongre, D. Hasboun, M. Baulac, S. Epelbaum, A. Michon, B. Dubois, V. Navarro, M. Salti et L. Naccache, « Cognitive Dissonance Resolution Depends on Episodic Memory », *Scientific Reports*, 7, n° 41320 (2017).

**32.** G. Russel, « Le juteux business de l' indicateur de personna-lité MBTI», *Le Figaro* (2004).

**33.** G. L. William et M. J. Martinko, « Using the Myers-Briggs Type Indicator to Study Managers: A Literature Review and Research Agenda », *Journal of Management*, 22, n° 1, p. 45–83.

D. J. Pittenger, « Cautionary comments regarding the Myers-Briggs Type Indicator», *Consulting Psychology Journal: Practice and Research*, 57, n° 3 (2005), p. 210-221.

R. Hogan, « Personality and the fate of organizations», Lawrence Erlbaum Associates, New Jersey (2007), p. 28.

W. L. Gardner et M. J. Martinko, « Using the Myers-Briggs Type Indicator to Study Managers: A Literature Review and Research Agenda », *Journal of Management*, 22, n° 1 (2016), p. 45-83.

**34.** B. R. Forer, « The Fallacy of personal validation: a classroom demonstration of gullibility », *The Journal of Abnormal and Social Psychology*, volume 44, n° 1, p. 118-123 (1949).

**35.** J.B. Rotter, « Generalized expectancies for internal versus external control of reinforcement », *Psychological Monographs: General and Applied*, 80, n° 1 (1966), p. 1-28.

**36.** S. Jain et A. Pratap Singh, « Locus of Control in Relation to Cognitive Complexity », *Journal of the Indian Academy of Applied Psychology*, 34, n° 1 (2008), p. 107-113.

**37.**   E. J. Phares, « Changes in expectancy in skill and chance situations », unpublished, doctoral dissertation, Ohio State University, Columbus (1955).

**38.**   S. J. Spencer, C. M. Steele et D. M. Quinn, « Stereotype Threat and Women's Math Performance », *Journal of Experimental Social Psychology*, 35, n° 1 (1999), p. 4-28.

**39.**   N. Mamlin, K. R. Harris, L. P. Case, « A Methodological Analysis of Research on Locus of Control and Learning Disabilities: Rethinking a Common Assumption », *Journal of Special Education*, 34, n° 4 (2001), p. 214-225.

**40.**   *Ibid.*

**41.**   J. M. Jacobs-Lawson, E. L. Waddell et A. K. Webb « Predictors of Health Locus of Control in Older Adults», *Current Psychology*, 30, n° 2 (2011), p. 173-183.

**42.**   M. E. P. Seligman, « Learned Helplessness», *Annual Review of Medicine*, 23, n° 1 (1972), p. 407-412.

**43.**   D. S. Hiroto, M. E. P. Seligman, « Generality of Learned Helplessness in Man », *Journal of Personality and Social Psychology*, 31, n° 2 (1975), p. 311-327.

**44.**   G. Ben-Shakhar, A. Y. Shalev et N. Bargai, « Posttraumatic Stress Disorder and Depression in Battered Women: The Mediating Role of Learned Helplessness », *Journal of Family Violence*, 22, n° 5 (2007), p. 267-275.

**45.**   E. Salomon, J. L. Preston et M. B. Tannenbaum, « Climate Change Helplessness and the (De)moralization of Individual Energy Behavior », *Journal of Experimental Psychology Applied*, 23, n° 1 (2017), p. 1-13.

**46.**   T. Griessinger, « Apport des sciences comportementales aux politiques publiques pour la transition écologique», rapport d'étude, sous la direction de la DITP (2019).

**47.**   S. Periasamy et J. S. Ashby, « Multidimensional Perfectionism and Locus of Control, Adaptive vs. Maladaptive Perfectionism », *Journal of College Student Psychotherapy*, 17, n° 2 (2002), p. 75-86.

**48.**   D. C. Watson, « The Relationship of Self-Esteem, Locus of Control, and Dimensional Models to Personality Disorders », *Journal of Social Behavior and Personality*, 13, n ° 3 (1998), p. 399.

**49.**   M. A. Fuoco, « Trial and error: They had larceny in their hearts, but little in their heads », *Pittsburgh Post-Gazette* (1996), p. D1.

**50.**   J. Kruger et D. Dunning, « Unskilled and Unaware of It: How Difficulties in Recognizing One's Own Incompetence Lead to Inflated Self-Assessments », *Journal of Personality and Social Psychology*, 77, n° 6 (1999), p. 1121-1134.

**51.**   *Ibid.*

**52.**   R. Lawson, « The Science of Cycology: Failures to Unders-tand How Everyday Objects Work », *Memory & Cognition*, 34, n° 8 (2006), p. 1667-1675.

**53.**   B. Artz, A. H. Goodall et A. J. Oswald, « Boss Competence and Worker Well-being »,

*Warwick Economics Research Paper Series*, n° 1072 (2015).

**54.**  G. Wahl, *Les adultes surdoués*, Que sais-je, Presses Universitaires de France (2017), p. 65-74.

**55.**  L. J. Peter et R. Hull, *The Peter Principle:Why Things Always GoWrong*, HarperBusiness, (2011).

**56.**  A. A. Durand, « Les inégalités femmes-hommes en 12 chiffres et 6 graphiques », *LeMonde.fr* (2018).

**57.**  P. Rose-Clance, *Le Complexe d' imposture*, Flammarion, (1986).

**58.**  Source : www.insee.fr

**59.**  A. Boring, « L' entrepreneuriat des femmes, objet de recherche à Science po », *EducPros.fr* (2017).

**60.**  C. Gaubert, « Vaccins : les Français reprennent confiance, d' après les industriels », *Sciencesetavenir.fr* (2018).

**61.**  M. Motta, T. Callaghan et S. Sylvester, « Knowing less but presuming more: Dunning-Kruger effects and the endor-sement of anti-vaccine policy attitudes », *Social Science & Medicine*, 211 (2018), p. 274-281.

**62.**  A. Hussain, S. Ali, M. Ahmed et S. Hussain, « The Anti-vac-cination Movement: A Regression in Modern Medicine », *Cureus*, 10, n° 7 (2018), p.e2919.

**63.**  M. Fisher et M. Kranish, « Trump Revealed: An American Journey of Ambition, Ego, Money and Power », Simon & Schuster (2016).

**64.**  A. Selyukh, « After Brexit Vote, Britain Asks Google: "What Is The EU?"», *npr.org* (2016).

**65.**  « 42 % des Anglais pour un nouveau référendum », *Lematin. ch* (2019).

**66.**  G. Pennycook, J. A. Cheyne, N. Barr, D. J. Koehler et J. A. Fugelsang, « On the Reception and Detection of Pseudo-Profound Bullshit », *Judgment and Decision Making*, 10, n° 6 (2015), p. 549-563.

**67.**  H. G. Frankfurt, *« On Bullshit »*, Princeton University Press (2005).

**68.**  G. Pennycook, J. A. Cheyne, N. Barr, D. J. Koehler et J. A. Fugelsang, « On the Reception and Detection of Pseudo-Profound Bullshit », *Judgment and Decision Making*, 10, n° 6 (2015), p. 549-563.

**69.**  S. R. Ketabi, « Ayurvéda, le guide de référence », Guy Treda-niel (2018).

**70.**  J. M. Darley et C. D Batson (1973). « From Jerusalem to Jericho: A study of situational and dispositional variables in helping behavior », *Journal of Personality and Social Psychology*, 27, n° 1 (1973), p. 100-108.

**71.**  T. Horanont, S. Phithakkitnukoon, T. W. Leong, Y. Sekimoto et R. Shibasaki, « Weather Effects on the Patterns of People' s Everyday Activities: A Study Using GPS Traces of Mobile Phone Users », *PLoS One*, 8, n° 12 (2013), p.e81153.

**72.** R. A. Baron, « The Sweet Smell of ··· Helping: Effects of Pleasant Ambient Fragrance on Prosocial Behavior in Shop-ping Malls », *Personality and Social Psychology Bulletin*, 23, n° 5 (1997), p. 498-503.

**73.** L. Ross, « The Intuitive Psychologist And His Shortcomings: Distortions in the Attribution Process», *Advances in Experimental Social Psychology*, 10 (1977) p. 173-220.

**74.** E. J. Johnson et D. Goldstein, « Do Defaults Save Lives? », *Science Mag*, 302, n° 5649 (2003), p. 1338-1339.

**75.** Synthèse de presse bioéthique, « Don d'organes : les allemands dépendants des autres pays européens », *genethique. org* (2018).

**76.** K. Moskvitch, « The Road Design Tricks That Make Us Drive Safer », *BBC future* (2014).

**77.** P. Capelli, « Les "nudges", force de persuasion », *Libération* (2014).

**78.** P. Gulborg Hansen et A. M. Jespersen, « Nudge and the Manipulation of Choice, A Framework for the Responsible Use of the Nudge Approach to Behaviour Change in Public Policy », *European Journal of Risk Regulation*, 4, n° 1 (2013), p. 3-28.

**79.** S. E. Asch, « Opinions and Social Pressure », *Scientific American*, 193, n° 5 (1955), p. 31-35.

**80.** M. M. Hollander et J. Turowetz, « Normalizing trust: Participants' immediately post-hoc explanations of behaviour in Milgram's 'obedience' experiments », *The British Psychological Society*, 56, n° 4 (2017), p. 655-674.

S. A. Haslam, S. D. Reicher, K. Millard et R. McDonald,

« "Happy to have been of service": The Yale archive as a window into the engaged followership of participants in Milgram's 'obedience' experiments », *The British Psychological Society*, 54, n° 1 (2015), p. 55-83.

**81.** IIGEA, « Sismo artificial por celebracion de gol en México.», *Sismologí* (2018).

**82.** J. Navajas, T. Niella, G. Garbulsky, B. Bahrami & M. Sigman, « Aggregated knowledge from a small number of debates outperforms the wisdom of large crowds », *Nature*

*Human Behaviour*, 2 (2018), p. 126-132.

**83.** J. M. Darley, B. Latané, « Bystander intervention in emergencies: diffusion of responsibility », *Journal of Personality and Social Psychology*, 8, n° 4 (1968), p. 377–383.

**84.** D. M. Faris, « La révolte en réseau: le "printemps arabe" et les médias sociaux », *Politique étrangère*, Printemps, n° 1 (2012), p. 99-109.

**85.** N. Normann, A. Emmerik, N. Morina, « The Efficacy of Metacognitive Therapy for Anxiety and Depression: A Meta-Analytic Review », *Depression and Anxiety*, 31, n° 5 (2014), p. 402-411.

**86.** C. Sagan, « The Demon-Haunted World: Science as a Candle in the Dark », Random House (1995).

**87.** S. Aral, S. Vosoughi et D. Roy, « The Spread of True and False News Online », *Science*, 359, n° 6380 (2018), p. 1146-1151.

**88.** C. Levenson, « En Inde, des rumeurs sur WhatsApp mènent au lynchage de sept hommes.», *Slate.fr* (2017).

**89.** G. Pennycook et D. G. Rand, « Who falls for fake news? The roles of bullshit receptivity, overclaiming, familiarity, and analytic thinking », *Social Science Research Network* (2017).

**90.** L. Lamperouge, L. Mugiwara, I. Kurosaki, L. Cohen et D. Bowie, « We do not tend to verify what we read » (2019). http://bit.ly/poneglyph.

**91.** S. Wineburg et S. McGrew « Lateral Reading: Reading Less and Learning More When Evaluation Digital Information », *Stanford History Education Group Working*, n° 2017-A1 (2017).

**92.** AFP, « Google, Facebook s' associent aux médias du "Trust Project"», *Le Point* (2017).

**93.** M. Farina, E. Pasquinelli, G. Zimmerman, *Esprit critique, esprit scientifique*, Éditions Le Pommier (2017).

**94.** E. R. Lai, *Critical Thinking: A Literature Review*, Parsons Publishing, (2011), p. 40-41.

© Allary Éditions, 2019.
Published by special arrangement with Allary Editions in conjunction with their duly appointed agent 2 Seas Literary Agency and co-agent The Artemis Agency.

未经许可，不得以任何方式复制或抄袭本书之部分或全部内容。
版权所有，侵权必究。

版权贸易合同登记号　图字：01-2022-6868

**图书在版编目(CIP) 数据**

捉弄人的大脑 / (法) 阿尔贝尔·穆海贝尔 (Albert Moukheiber) 著；孙庆昕译. — 北京：电子工业出版社，2023.3

ISBN 978-7-121-44764-8

Ⅰ. ①捉… Ⅱ. ①阿… ②孙… Ⅲ. ①脑科学 Ⅳ. ①R338.2

中国版本图书馆CIP数据核字(2022)第253474号

总 策 划：李　娟
执行策划：邓佩佩　王思杰
责任编辑：杨　雯
营　　销：都有容
印　　刷：北京盛通印刷股份有限公司
装　　订：北京盛通印刷股份有限公司
出版发行：电子工业出版社
　　　　　北京市海淀区万寿路173信箱　　邮编：100036
开　　本：787×1092　1/32　印张：5.625　字数：83千字
版　　次：2023年3月第1版
印　　次：2024年5月第2次印刷
定　　价：49.00元

凡所购买电子工业出版社图书有缺损问题，请向购买书店调换。
若书店售缺，请与本社发行部联系，联系及邮购电话：(010)88254888，88258888。
质量投诉请发邮件至zlts@phei.com.cn，盗版侵权举报请发邮件至dbqq@phei.com.cn。
本书咨询联系方式：(010)57565890，meidipub@phei.com.cn。

人啊,认识你自己!